Sixty Six Methods

こころが晴れて元気になる「ごきげんメソッド」66

加藤史子
Fumiko Kato

ラクラク

水王舎

はじめに

◉慢性的な心の苦しみに悩まされていた

数年前までの私は、何とか自分の気持ちを立て直して、切り替えたいと思っていました。慢性的に心が重くて、憂鬱で、気分が晴れることはなく、心が苦しかったからです。

何とか気分をよくしたいと思って、いろいろなことを試してみました。笑える映画を見に行ったり、マンガを読んだり、心が楽になるという音楽を聴いてみたり、友だちと会ってみたりと、必死にもがいてみましたが、何をやってもその場しのぎで、気がつくとまた心は重くなっていたのです。

頭の中では、「なぜあのときあんなこと言ってしまったのだろう」「どうしてあのときもっと○○できなかったのだろう」と、自分を責める声ばかりが聴こえていました。落ち込み、後悔、自分を責め、自己嫌悪に陥るというサイクルを繰り返し、マイナスの思考から抜け出すことができずにいました。

なぜ私ばかり貧乏くじを引いてしまうのだろう。

なんと恵まれないかわいそうな自分。

あのときのあれさえなかったら……、と自分の不運を嘆いたり、どうして私ばかりが不幸なのかと思ったりしていたのです。

それもこれも、上司が悪い、会社が悪い、あの人が悪い、親の育て方が悪いと人のせいにして、そんな思いにどっぷりとつかり、そこから抜け出せる方法を知りませんでした。

次第に体調も崩し、マイナス思考のまま医者通いをしていました。ほかの人がまぶしく見えて、自分だけが犠牲者のように思えていたのです。嫉妬や情けない気持ち、やるせなさ、嫌悪感、自己嫌悪、未来への絶望感が、私の心を占領していました。

藁にもすがりたい気持ちでしたが、すがる藁さえ見つからなかったのを今でも覚えています。人の優しさもアドバイスも、素直に聞くこともましてや受け取ることなどできませんでした。それが以前の私です。

◉ある師との出会い

そんな私が、どの時点から変わったのかと思い返してみると、ある師と出会ったときからです。そこから少しずつ変わることができました。

その師とは社会産業教育所の岡野嘉宏先生です。岡野先生は、私に心の苦しみの原因をわかりやすく解説してくださり、どうすれば苦しい心が楽になるのかを教えてくださったのです。私はその場で号泣しました。今思うとあの涙は、これでもう大丈夫だという安堵感から出た涙だと思います。

そして「どうしてこんなに大切なことを今まで誰も教えてくれなかったのだろう」と思ったのです。

苦しい心を立て直すために必要だったのは、心について学ぶことだったのだと、私は初めて気がつきました。もっともっと心についていろんなことを知りたいという気持ちが強くなり、そこから心理学を探求するようになりました。

今日の私が元気でいられるのは、あのとき岡野先生を通して自分に必要な心理学という**「心を切り替える術」**と出合ったからなのです。

学べば学ぶほど、自分自身の心の闇に希望の光が差し込んでいきました。そして自分の**心の取り扱い説明書**を手に入れたのです。

さらに学び続けていくと、本当に驚くようなメソッドが世界にはたくさんあるということがわかりました。

◉笑顔を取り戻せる方法を届けたい

幸い私には大きな心の苦しみがあったので、どの方法が心を楽にしてくれるのか自分自身に試すことができました。何とか苦しみを消し去りたいという気持ちが、一つひとつのメソッドに真剣に取り組む意欲につながりました。

もし心の苦しみを持っていなかったら、苦しみが楽になるとはどういうことなのかを知る体験もできなかったでしょう。

心が苦しいと思っている人の気持ちに共感できるのは、心の苦しみを体験したからこそだと思います。そして、その体験を多くの人に届けたいという気持ちが芽生えたのも、自分のように苦しい人が少しでも楽になったらいいなと思うからです。

この本には、そうやって集めてきたメソッドをまとめました。

私はときどき思うのです。もし、心の苦しみを軽減できる方法を知る人が増えていったなら、憎しみも悲しみも恨む気持ちも減っていくだろうと。そうしたら、いじめも心の病も自殺も減るだろう。虐待も依存症も減るだろう。犯罪も戦争さえも減るかもしれない。ありとあらゆる悲しみの連鎖から解放される人が増えていくだろう。そして、本当の意味での笑顔を取り戻せる人が増えるだろう。だから、一つでも誰かに届けられたらいいなと思っています。

この本の第1章には、ごきげんでいると、どのようないいことが起こるのか、ごきげんの効用やごきげんであることの大切さが書いてあります。

第2章では、ごきげんになれない理由があるとき、それぞれの場面でどのようにごきげんを取り戻すことができるのかを紹介しています。

第3章以降では、ごきげんになるための人間関係のつくり方や問題解決の方法、ごきげんになる習慣などを紹介しています。

全部やらなくても大丈夫です。やってみたいと思えたものだけ試してみてください。

そして、自分自身で確かめてみてください。

あなたのお気に入りの方法が見つかりますように。

※本書の第2章以降の66のメソッドには、左ページの左端に見出しナンバーの入った半円のインデックスマークがあります。気になったメソッドや実践してみたいメソッドのインデックスマークにマーカーペンなどで色を塗ってみてください。そしてそのメソッドを何度も繰り返してみてください。

目次

66 Methods
ごきげんでいられる人間関係をつくる……77

66 Methods ごきげんでいるために問題を素早く解決する……117

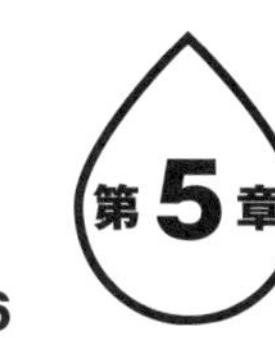

66 Methods

「ごきげんスイッチ」を入れる……139

第6章

本文、カバー・オビイラスト　坂木浩子

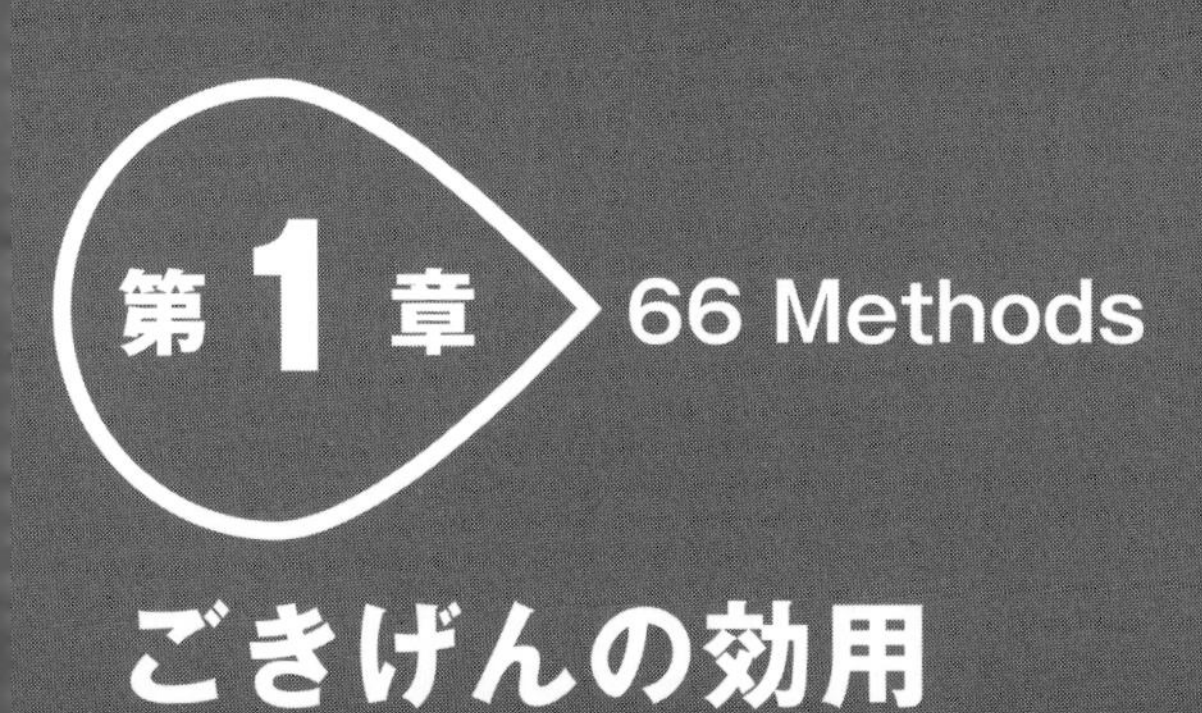

第1章 66 Methods ごきげんの効用

この1時間を自分がどのように過ごしたのかを振り返ってみてください。

誰とどのような会話をしたのか、楽しんだのか、自分の夢に近づく過ごし方をしたのか、それとも後悔や自己否定して過ごしたのか、それともうまくいかないことで誰かを責め、他者否定しながら過ごしたのか。

そして、次の1時間をどのように過ごしたいですか?

人生はこんな時間の積み重ねです。


ある勉強会で、午後の講義がスタートするとき、講師の下平久美子先生がこんなことを言われました。

「私たちは、2種類の時間の使い方をしています。幸せを感じながら気持ちよくごきげんで過ごしているのか、それとも、自分を責めたり誰かを責めながら、不快感や苦しさを感じながら不きげんな状態で過ごすのか、この2種類です」

「**悲観主義は気分だが、楽観主義は意思である**」とフランスの哲学者アランは言っていますが、私たちは、どんなときでも選択しています。不きげんになる選択か、ごきげんになる選択か。そのどちらを選択するのかによって、人生は大きく変わるのです。

どのような感情を感じている時間が長いのか、ごきげんなのか不きげんであるのか、当の本人である私たちは気づいていないことも多いものです。

そして、反応や感情の感じ方には、人それぞれ傾向があります。感じ方の傾向とは、自分が子どもの頃に無意識のうちに身につけたパターンです。自己否定するパターンを身につけた人もいれば、他者否定するパターンを身につけた人もいます。自分も相手も否定するパターンを身につけた人もいれば、誰も責めないでいられるパターンを身につけた人もいます。どんなパターンを身につけたのか、自分でも気がつかないまま、人生の多くの時間をそのパターンを繰り返しながら生きているのです。

もし、自分のパターンに気がついて、もっと心地いい時間を増やすことができたとしたら、未来はどのように変わっていくのでしょうか。

今までだったら不きげんになったり、苦しみを感じたりしてきた時間を、自分の意思で心地いい時間に変えていくことができます。

『ごきげんだからうまくいく』の著者であり、医師である坪田一男氏は言います。多くの人は、何かよいことがあって、はじめてごきげんになれると思っているが、ごきげんだからこそ健康になり、長生きでき、人生もうまくいくのだと。

ではどうすれば、不きげんになってしまう場面を乗り越えて、気持ちを切り替えて幸せになることができるのでしょうか。これから、ごきげんで生きていくことができる幸せな人生のレシピを紹介していきます。

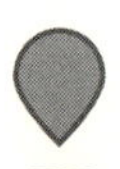

不きげんにする魔物

私たちの心の中には、自分を不きげんにする魔物が住んでいるのかもしれません。

魔物はこうささやきます。

「そんなことしてたら甘くみられる。みじめな思いをするぐらいなら怒れ！」

「不安と恐怖を克服したければ、相手を問い詰めろ！」

「もっとひどい目にあいたくなかったら、きつく言わなきゃダメだ」

「不当な目にあいたくなかったら、そこでごねるんだ」

「優しくしてほしければもっと落ち込め。落ち込んで同情を買えば、優しくしてもらえるぞ」……

このささやきで、私たちはダークサイドに落ちていき、不きげんを選択してしまうのかもしれません。

頭の中の魔物が、本当に望んでいることは何でしょうか？

あなたが不きげんになることでしょうか？

魔物の本当の願いは、**あなたを守りたい**ということです。

だとしたら、魔物の声が聞こえてきたとき、こんなふうに伝えてあげましょう。

「守ってくれてありがとう。

でも、もう大丈夫。だから心配しないで。

もっと幸せになる方法を見つけたから！」と。

この本では、今よりももっとあなたが幸せになる選択肢をお届けしていきます。

これで魔物も安心できることでしょう。

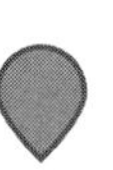

ごきげんの効用

みなさんは、１日のうちどれぐらいの時間をきげんよく過ごしていますか？

自分のきげんがいいとき、どんなことが起きていますか？

不きげんなときは、どのようなことが起きているでしょうか？

自分のことはわかりにくいこともあるので、自分のそばにきげんがいい人がいるとしましょう。

例えば、家族の誰かがきげんのいいときは、どんな感じがするでしょうか？　一緒の部屋にいて、なんかいいことあったのかなという感じがするかもしれません。

上司のきげんがよかったら、どんな感じがするでしょう。安心して落ち着きながら、やるべきことに集中して取り組むことができるでしょう。

逆に家族のきげんが悪かったとしたら、どのような影響を受けているでしょうか？　なぜか居心地が悪いので、なるべくかかわらないように自分の部屋に移ろうかなと思うかもしれません。上司のきげんが悪かったらどうでしょう？　気まずい雰囲気になり、上司の顔色が気になり、仕事に集中できず、ミスをしてしまうかもしれません。

私たちは身近にいる人のきげんに何かしらの影響を受けることがわかりますね。

私はときどき講演の中で、きげんの影響を確かめる実験をしています。二人ひと組になってもらい、対象者にあわせた設定をして会話のロールプレイをしていただくのです。

例えば親子という設定なら、子ども役を自分がします。そして親の役を相手にしてもらいます。そして、親役の人に、きげんが悪い状態で会話をしてもらいます。会話がどうなるのか、子ども役をしている自分はどのように感じるのか確かめていただくのです。

みなさんは、親役のきげんが悪いと子ども役の人がどのように感じると想像できますか？

そうです。ロールプレイだとわかっているのに、相手のことがとても怖くなって自分を守るのに精いっぱいになって、たじろいでしまいます。

そして同じ設定で、今度は親役にきげんよく会話をしていただきます。きげんがいいときの会話はどうなるのか、感じ方はどのように変わるのか確かめてもらいます。例えば、学校から帰ってきたとき、きげんがよかったらどんな会話になるのか、実際にやっていただくわけです。

みなさんは、どのような違いが出ると思いますか？

親のきげんがいいだけで、こんなにも感じ方が違うのかと驚くほど、その違いを体験できるのです。

この実験をやってみてわかることは、ほとんど全員の方が親役の人のきげんが悪いと、会話しているだけなのに子どもは自分が責められているかのように感じてしまうということです。実際には責めていなかったとしても、そのように感じてしまいます。

その一方で、親役の人のきげんがいい状態で会話するだけで、子どもは自分が愛されていると感じるのです。そして安心して、自分の心を開いて会話を楽しむことができるのです。

このように、きげんは相手に大きな影響を与えているのがわかります。

ロールプレイの設定を上司と部下にすると、きげんがいいときと悪いときではどのように変化すると思いますか?

上司役のきげんが悪いときは、部下役は仕事ができていないから指導を受けなくてはいけないのだと感じます。気分も滅入り、言われている内容を受け取るのが難しくなります。自分を守ることに精一杯になります。せっかく伝えてもらった内容も、受け取ったふりをしますが、内心はどうやって上司のきげんをとろうかということに集中してしまうため、本当の意味での改善ではなく上辺だけの行動につながります。

一方、上司のきげんがいいときは、同じ内容を部下の自分に伝えたとしても、上司が自分のためを思って伝えてくれていると感じます。快く受け取り、成長していきたい気持ちになるのです。

このことを知らずに、部下の指導をするのは、指導の成果が大きく違ってきてしまうのでもったいないと思います。

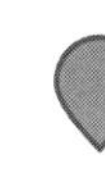

喜びのエネルギーが倍増すると

ロールプレイの設定を、販売員と客にするとどのような違いがあると思いますか？　不きげんな店員はそういないはずなので、販売役の人に嬉しい気持ちのスイッチをオンにして接客してもらうのと、スイッチをオフにしてたんたんと接客してもらう実験をしています。

嬉しい気持ちをオフにしてたんたんと接客されると、「もういいです。またにします」と言いたくなりますが、嬉しいスイッチをオンにした状態で接客してもらうと、そこに商品がないのにもかかわらず、「この商品買います」と言いたくなるのです。

この違いは、どういうことなのでしょうか？

嬉しい状態で接客されると、接客されているお客さんも嬉しくなるのです。そして会話がどんどん弾んでいきます。お客様も嬉しくなるとさらに販売員も嬉しくなるので、喜びのエネルギーが倍増していくのです。明らかに場のエネルギーが変わっていくのがわかります。

ある企業の店長会議でこの実験をやってみた結果、その後この企業では売り上げが約１・5倍になりました。

それほどまでに、私たちのきげんは相手だけでなく自分にも、仕事の成果や業績にまで大きな影響を与えているのに、多くの人たちはほとんどそのことに気づいていません。もったいないことです。

・自分自身のきげんが自分や相手に対してどのような影響を与えているのかに気づくこと

・きげんが悪くなるようなときでさえも自分のきげんをコントロールできること

この二つをできるようになると人生の質を大きく変えていきます。

ときどき次のように質問されることがあります。

「上きげんでいられないようなことが起きているときはどうすればいいですか？　例えば、失敗して動揺しているときにはなかなか気持ちを切り替えることが難しいのです」

あなたなら、どうしますか？

ここであなたの選択肢はいくつかあります。

①　失敗に落ち込んでふさぎ込む

② 失敗したことを自分のせいにしたくなくて誰かのせいにする（逆ギレ）
③ 失敗したことを素直に受け入れて、次に同じ失敗をしないようにどうすればいいか対策を考えて行動する

もし、あなたが失敗した人の上司なら、この3通りの反応をする部下に対して、次のように思うのではないでしょうか。

① 自分で失敗したのに、ふさぎ込まれても困るな。早く立ち直ってくれないかな。メンタル弱いな。もっと強くなってくれ
② 自分の失敗を棚に上げて人のせいにするなんて最悪。性格悪いな。指導するのは難しそう
③ 失敗を自分の成長のために役立てようとするなんて偉いな。今回の失敗は仕方ないとして、同じミスを繰り返さないように成長してほしい

こんなふうに思うのではないでしょうか？
自分の反応やきげんは自分自身では見えていないことなのです。
自分のきげんによって評価も違っていることに気づいていましたか？

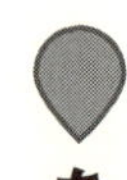

あなたのきげんはどのタイプ？

困ったことが起きたとき、あなたの反応は、どういうタイプでしょうか？

五つの状況テストでチェックしてみましょう。

●状況A

あなたは店頭に立つ販売員です。売上金を間違うというミスをしてしまいました。今日からセール価格で販売しなくてはいけなかったのに、うっかり正規価格で売ってしまったのです。お客様からクレームの電話が入りました。上司が謝りに行きましたが、あなたは上司に呼ばれて注意を受けました。


そのとき、あなたの頭の中でどのような声が聴こえていますか？

耳を澄ませて、頭の中に聞こえてくる言葉を書き出しましょう。

そのとき、あなたは、どのような感情を感じていますか？

どのような感情なのか、じっくり感じて「怒り」や「不安」など感情を表す言葉を書き出します。

●状況B

あなたは、締め切りに追われた仕事をしています。今日の17時までに提出しなければいけないのに、15時に電話があり、その電話の対応に時間がかかってしまいました。締め切りの時間に間に合いそうにありません。

そのとき、あなたの頭の中でどのような声が聴こえていますか？
耳を澄ませて、頭の中に聞こえてくる言葉を書き出しましょう。
そのとき、あなたの感情は、どのような感情を感じていますか？
どのような感情なのか、じっくり感じて感情を表す言葉を書き出します。

●状況C

あなたは、上司の期待に応えたくて一生懸命仕事をしています。イベントの仕事を任されたので、期待に応えて成功させようと頑張っているのですが、一緒に働いている同僚たちの意識が低く、イベント会場でも無駄話ばかりしています。このままでは、集客もままならず来場者の満足度も低くなりそうです。

そのとき、あなたの頭の中でどのような声が聴こえていますか?
耳を澄ませて、頭の中に聞こえてくる言葉を書き出しましょう。
そのとき、あなたの感情は、どのような感情を感じていますか?
どのような感情なのか、じっくり感じて感情を表す言葉を書き出します。

AからCの三つの状況で、自分の反応を見てみましょう。
状況はそれぞれ違いますし、反応は人それぞれ違うものです。
何らかの傾向を見つけることはできたのではないでしょうか?

例えば、人を責める傾向の人がいます。
状況Aの場合↓ミスをしてしまったのは、ちゃんと値札が直ってなかったからだ。情報伝達もできてなかった。だから今回のミスは、組織の責任。
状況Bの場合↓なんで忙しいときに電話をかけてくるんだ。忙しいのわかっているんだから、電話を取り継ぐな。
状況Cの場合↓やる気あるのか。やる気あるんだったら主体的に自分で考えて行動しろ。意識低すぎる。

自分を責める傾向の人もいます。

状況Aの場合↓なぜ失敗してしまったのだろう。どうしてちゃんと確認しなかったのだろう。なんでこんなおっちょこちょいな性格なのだろう。もう自分で自分が嫌になる。

状況Bの場合↓なんでもっと前もって仕事を進めておかなかったのだろう。なぜ忙しいのに電話を切ることができなかったのだろう。どうしていつもこうなのだろう。

状況Cの場合↓なぜうまく部下を指導できないのだろう。どうしてうまくリーダーシップをとれないのだろう。なんでイベントを成功させることができないのだろう。

問題解決に集中する傾向の人もいます。

状況Aの場合↓このミスを挽回するために何ができるかな。このようなミスを繰り返さないためにどうすればいいかな。このミスから自分はどのように成長できるかな。

状況Bの場合↓どうすれば最速で進められるかな。誰か手伝ってもらえる人を探せるかな。相手に事情を説明して、最速で仕上げよう。

状況Cの場合↓同僚たちにやる気をもって仕事してもらうために、何ができるだろう。イベントに集客できる方法は何が残されているだろう。この状況で満足度を上げるためにできることは何だろう。

自分の感情の傾向を知ることは、自分に変化を起こすために重要なことだと言えます。

そして、感じ方に変化を起こすための方法は、第2章以降にたくさん紹介していきますが、ここでは、**同じ状況であっても感じる感情は心の声によって異なる**ということを覚えておいてください。すぐに感情が出る傾向の人もいれば、内面では感情が大きくゆらいでも、表には出さない人もいます。

そのとき聞こえている心の声は、人それぞれ違うのです。

ごきげんであることの大切さ

自分の態度によって、相手がどのような状態になりやすいのかという対人反応というパターンがあります。これらを把握しておくことで、対人関係も劇的に改善し、リーダーシップをとっていく上でも役に立ちますので紹介します。

自分が次の五つの状態で誰かに接したとき、相手からどのような反応が返ってくると思われますか?

① 厳しく接する
② 優しく接する

③　冷静に接する
④　自由奔放に楽しく接する
⑤　相手の顔色を見ながら接する

①　**厳しく接する**

こちらが厳しく強く言うと、相手はあなたを恐れるようになります。萎縮しながら、あなたの顔色を伺うようになるでしょう。自分の本心や意見は言えなくなって、あなたの意に沿うように納得することや喜ぶことを言うようになります。もしくは、あなたに反発して反抗してくるときもあります。

②　**優しく接する**

こちらが優しく接すると、相手は安心して本来の自分でいることができます。伸び伸びと自由に、自分の考えや判断で動くことができます。直観力がさえ、アイデアもどんどん湧いてきます。エネルギーが高まり、やる気も満ちてきます。

③ **冷静に接する**

こちらが冷静沈着な状態で接すると、相手の冷静さが引き出されます。論理的に思考することができます。問題解決策を自ら考えて行動に移すことができるようになります。

④ **自由奔放に楽しく接する**

こちらが天真爛漫に楽しい状態で接すると、相手も楽しくなってきます。楽しさが倍増してなんだか嬉しい気持ちになってきます。もしくは、優しく見守る優しい気持ちになってきます。

⑤ **相手の顔色を見ながら接する**

相手の顔色を気にしながら、相手のきげんを損なわないように「すみません、すみません」と過剰に言い続けると、相手はどんどんきげんが悪くなって、あなたを責めるようになっていきます。

これらはあくまでも対人反応の傾向ですが、こちらの接し方や状態が、相手の反応をこんなにも大きく変えてしまうのです。誰かと接するときには意識的に自分の状態を切り替えていくことができれば、望む関係性を手に入れていくことができますね。

ごきげんでいるときは、②の優しくなれる状態でもありますし、④の楽しい状態であるとも言えますから、相手は自由に伸び伸びと楽しく嬉しい状態になります。

仕事をするにしても、子どもを育てるにしても、上司や親がきげんのよい状態でいることが、部下や子どもにとっても、やる気を出して働いたり、楽しく毎日を過ごしたりする上でとても大事なことなのです。

それでは、ごきげんでいられると何が起こるのか、ごきげんでいられないと何が起こるのかを比べてみましょう。

ごきげんでいられるとどんないいことが起こるのでしょうか？

☆　感情的に振り回されなくなり、心が楽になる
☆　日々の生活の中に充実感や達成感を感じられて、毎日が楽しくなる
☆　安定して冷静に仕事を進めることができるので、仕事がどんどんうまくいく
☆　穏やかで安定感がある人だと思われて、安心して仕事を頼めるので、仕事を任され

たり、仕事でのチャンスが増える

☆　プライベートも充実して、幸せになる

☆　類は友を呼び、周りにごきげんな状態の人が集まってくる

☆　応援してくれる人も増える

☆　夢の実現にどんどん近づいていく

☆　心の器の大きな人として人からも尊敬される

☆　部下も子どもも伸び伸びと育つ

想像していただければわかると思いますが、幸せはどんどん近づいてきます。
では、ごきげんでいられないと、どのようなことが起こるのでしょうか？

★　人に当たるなどして、人間関係が壊れやすい

★　仕事でミスをしやすい

★　仕事運が低下する

★　イライラしたり感情的になっているときは怪我をしやすい

★　リラックスできなくて眠れない

★満たされない心を食べ物でうめようとして暴飲暴食しやすい
★健康を害する（病気になりやすい）
★周りの人が病気になりやすい
★モノが壊れやすい
★人が遠ざかっていく
★幸せな人間関係が築けない
★応援してもらえないので、夢も実現しにくい
★幸せになれない
★部下も子どももやる気を失い、エネルギーが低下する

想像してもらうとわかると思いますが、きげんが悪いだけで、幸せも遠ざかっていきます。

ごきげんでいることは、幸せになるための必要条件であり、通行手形のようなものなのです。

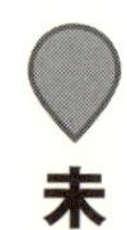

未来は変えていける！

想像してみてください。

何かが起きたとしても、動じることなく悠然と対応している自分の姿を。

その姿を見た人から、この人はすごいなと思われ、評価がどんどん上がって、大切な仕事を任されている自分の姿を。

想像してみてください。

今まではイライラしてきた場面で、落ち着いて穏やかに冷静に賢く状況を一変させるような対応ができている自分を。

相手もあなたの対応の素晴らしさに、反抗するどころか一目置いて主体的にどんどんあなたが望む行動をしていく光景を。

そして、いつしかあなたはさらに多くの人たちによい影響を与える存在となっているところを。

想像してみてください。

学びによって身につけたスキルによって精神的にも成長し、穏やかでなんとなくいい気分の時間が多くなり、充実感を感じながら幸せに過ごしている未来の自分の姿を。

想像してみてください。

自分がにこやかに過ごしていて、周りの人たちも安心してにこやかに生活している光景を。

いい人に恵まれ、応援されながら次々と夢を実現し、仕事もプライベートも幸せに過ごしている未来を。

これらはすべて実現することができます。

それでは、そこまでの道のりにたどり着けるように、心のスキルを磨いていきましょう。

方法さえ知っていれば、あなたの感情はすべてあなたを応援してくれるでしょう。

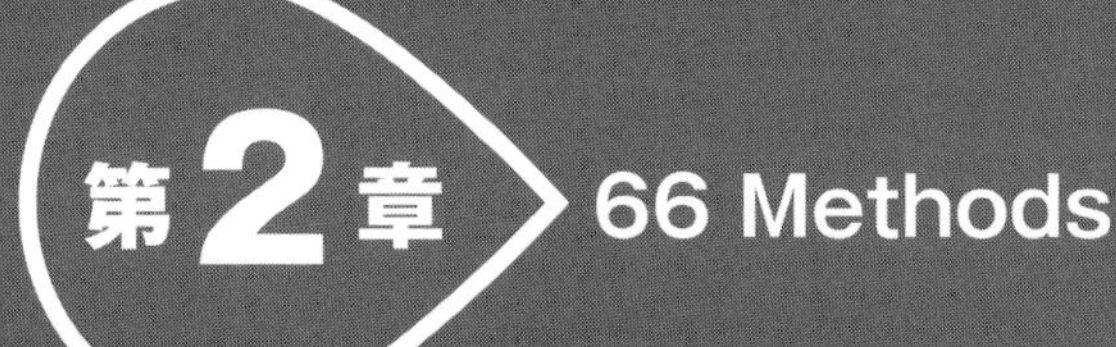

ごきげんでいられるように視点を変える

should ではなく want で生きる

「あれもしなくては」「これもしなくては」と、しなければいけないことに追われていませんか?

私たちには、日常生活の中にやるべきことが山ほどあります。そして、気がつかないうちに心が重くなっているときがあります。やるべきことが自分のキャパを越えている状態が長時間続くと、ストレスを強く感じてイライラしてきます。そして、バーンアウトしてしまう人もいます。

そんなときにできることがあります。

一つは、**言葉を変えること**です。

例えば「これだけ売らなければならない」と考えたら苦しさを感じますが、「これぐらい売りたい」「これだけ売れたらいいな」と言葉を変えるだけでも、心の苦しさを軽減することができます。

should（～しなければならない）とwant（～したい）の違いは、腕を振る実験で確かめることができます。「振りたくないのに振らなくてはいけないから腕を振る」という気持ちで腕を振ると、腕は重く感じ、振り幅も小さくなります。顔の表情も眉間にしわが寄り、肩のあたりに窮屈さを感じます。

次に、「振りたいから振る」という気持ちで腕を振ると、同じ腕の振りなのに、腕の重さは軽くなり、振り幅も大きくなります。顔もにこやかになって、肩のあたりに窮屈さを感じることはありません。

腕の振りを日常のあらゆるものに置き換えて考えることができます。例えば仕事や家事などは、どちらの気持ちでやっているでしょうか?

腕の振りの実験で気持ちを切り替えることができたように、日常でも言葉を変えるだけで、気持ちを軽くすることもできます。should ではなく want で気持ちを切り替えてみましょう。

1

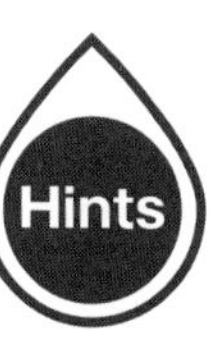

「すべき」という代わりに、「したい」に言葉を切り替えると、身体の状態が変化し、能率も上がる!

やる気が出ないときは心の栄養補給をする！

心の栄養が満たされているときは、やる気が湧いてきます。心の栄養が枯渇してくると、やる気は低下し、人目や人の評価が気になったり、不満や文句が出てきて、八つ当たりしたり攻撃的になったりすることがあります。物を壊したくなったり、自分を傷つけたくなったりする人もいます。

心の栄養になるものはストロークと呼ばれるもので、「人から認めてもらうこと」と「自分で自分を認めること」です。自分の心を栄養で満たしていくために、できることは三つあります。

① **自分で自分を褒める、ねぎらう**

小さなことでもいいので、自分をねぎらい、自分を認める言葉がけをしていきましょう。例えば、「今日の髪型はキマッテル」「今日の味噌汁はうまくできた」「こんなに大変だったのによく頑張った」など、なんでもいいので自分をねぎらい、褒める言葉をかけてみましょう。

②　**嬉しい言葉をかけてくれる人に近づいていく**

「いつもよく頑張っているね」とか「いつもありがとうね」と言ってくれる人や、笑顔でウェルカムな気持ちで受け入れてくれる人に会うと、嬉しくなって心の栄養補給になります。自分からコンタクトをとって会いにいきましょう。

③　**普段から人を認める**

人を認めると、自分に返ってくるという法則があります。ですから、普段から人を応援したり、ねぎらったり、励ましたり手伝ったりしておけば、自分が困ったときには、心配してもらったり励ましてもらえる環境を自らつくることができます。受け取りたいものを、与えておけばいいのです。普段から、人が喜んでくれる言葉をどんどんかけていきましょう。

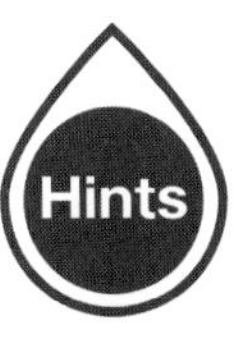

心の栄養は、自分で満たすことができる。三つの行動で自分の心を満たす習慣をつくっていこう！

嬉しい言葉を受け取り、嫌なものは取り込まない

嬉しくなるような褒め言葉を言ってもらったとき、あなたはどのようなリアクションをとっているでしょうか。

「ありがとうございます。嬉しいです」と言っているのか、それとも「いえいえそんな、まだまだです」と言っているのか、どちらでしょうか。

喜びを前面に出して「嬉しいです」と誉め言葉を受け取れる人もいれば、「まだまだです」と謙遜し、受け取れない人もいます。嬉しい言葉は、心の栄養として作用しますので、受け取らないでいると心の栄養不足になっていきます。

嬉しい言葉を入れるとプラスが貯まっていきます。嫌な言葉を入れるとマイナスが貯まっていきます。プラスが多いときは、なんとなくイイ気分でいられますし、自信を持て、満たされた気分でごきげんになれるのです。マイナスが増えると、嫌な気持ちになったり、辛くなったり、自信を失ったりして、不きげんになっていきます。

プラスを一つ入れると、マイナスが一つ出ていきます。マイナスを一つ入れるとプラスが一つ出ていきます。

ですから、心がマイナスに傾いたときは、プラスを入れていけばいいのです。プラスは自分自身で入れることもできますし、人から言ってもらった言葉を受け取ることでも増えていきます。

褒めてくれる相手の気持ちを考えてみても、「いえいえそんな」と否定されるよりも、「ありがとうございます。嬉しいです」と受け取ってもらえたほうが嬉しいと思いませんか?

自分の心の栄養貯金を増やしていきましょう。

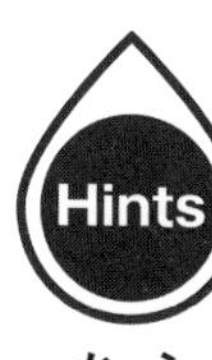

心が満たされた上きげんでいるためには、自分の心に嬉しい言葉をしっかり受け取っていこう!

不安になったときや落ち込んだときは心の声を切り替える！

不安になったときや落ち込んだときどうしていますか？

誰でもときには不安になったり、落ち込んだり、心が苦しくなったりすることがあります。「気持ちを切り替えよう！」と思っても、なかなかうまく切り替わらないこともあります。そんなときは、心の声に耳を澄ませて、気持ちを切り替えてみましょう。

心の声が感情や心の状態をつくり出していますので、気持ちを切り替えていくことができます。

① 不安なとき、落ち込んでいるとき、心が苦しいときを想像してみましょう。そのとき、心の声は何と聞こえているのか、耳を澄ませて聞いてみましょう。

例「どうしようううまくいかなかったら」「ヤバイ」「無理」「できない」「もうイヤ」「なんと言われてしまうだろう」「逃げ出したい」

② 同じ場面で、聞こえてきてもそんなに苦しくならないでいられる声があるとしたら、それはどのような声でしょうか。自分なりにこんな声が聞こえたら心が強くなれそ

うだと思う言葉を考えてみましょう。

例「大丈夫」「なんとかなる」「できることからやっていこう」「自分なら乗り越えられる」

③ 心の声を切り替えてみると、自分の身体や感じ方にどのような変化があるのか確かめてみましょう。

不安になり落ち込む前に、自分の心を立て直す言葉を見つけておけば、言葉のお守りとして、いざというときに気持ちを切り替えることができます。

人によって、パワーが出てくる言葉は違いますので、あらかじめ自分にとってパワフルに状態を切り替えてくれる言葉を見つけておきましょう。格言や名言でも効果があります。

4

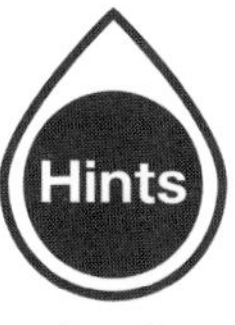

自分の心を立て直す言葉のお守りを見つけておけば、いざというときに気持ちを切り替えるのに役立つ！

ごきげんにしてくれる名言コレクション

あなたはどんな名言が好きですか?

お気に入りの名言を声に出すとどんな気分になりますか?

名言は気持ちを前向きに元気にしてくれます。

名言は勇気をくれます。

名言は希望を届けてくれます。

名言は、声に出して繰り返し唱えているうちに、自分の人生を支える信念となっていきます。

どのような場面で、どのような言葉を自分自身に使うことができるのか、自分の中に名言の辞書を持ってみませんか?

「人生は勇気次第で縮みも広がりもする」アナイス・ニン(フランスの作家)

「夢は大きく、失敗は大胆に」ノーマン・ボーン(アメリカの冒険家)

「私たちの人生は、私たちが費やした努力だけの価値がある」フランソワ・モーリアッ

5

ク（フランスの作家）
「何事も成功するまでは不可能に思えるものである」ネルソン・マンデラ（南アフリカ共和国　第8代大統領）
「道に迷うことこそ、道を知ることだ」東アフリカのことわざ
「自分ならできると信じれば、半分は終わったようなものだ」セオドア・ルーズベルト（アメリカ合衆国　第26代大統領）
「今日始めなかったことが明日終わることはない」J・W・ゲーテ（ドイツの文豪）
「意思あるところに道はある」宮里藍（プロゴルファー）
「努力することが才能だ」松井秀喜（元プロ野球選手）
「本気になれば自分が変わる！　本気になればすべてが変わる！」松岡修造（元プロテニスプレイヤー、スポーツ解説者）
「人生はチョコレートの箱のようなもの。開けてみなければ何が出てくるかわからない」映画「フォレストガンプ」より
「心がすべてである。あなたは自分の考えたものになる」ブライアン・アダムス（カナダ出身のミュージシャン）
「人生に失敗がないと人生に失敗する」齊藤茂太（精神科医、随筆家）

「世に言う失敗の多くは、成功するまでにあきらめてしまうところに原因があるように思われる。最後まであきらめてはいけないのである」　松下幸之助（松下電器産業〈現・パナソニック〉創業者）

「できることが増えるより、楽しむことが増えるのがいい人生」　齋藤茂太（精神科医、随筆家）

「4本の足を持つ馬でさえつまずく」　イギリスのことわざ

「常識とは18歳までに身につけた偏見のコレクション」アルベルト・アインシュタイン（理論物理学者）

「すべてが失われようとも、まだ未来が残っている」　クリスチャン・ネステル・ボヴィー（アメリカの作家、弁護士）

みなさんはどのような言葉を見つけましたか？

名言は、その言葉が一生を支える言葉になることがあります。

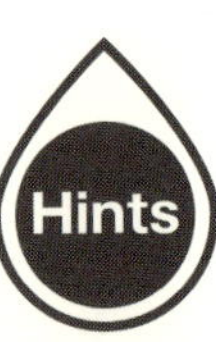

名言は心を支え、人生を素晴らしいものにしてくれる！

5

名言を連れて歩こう

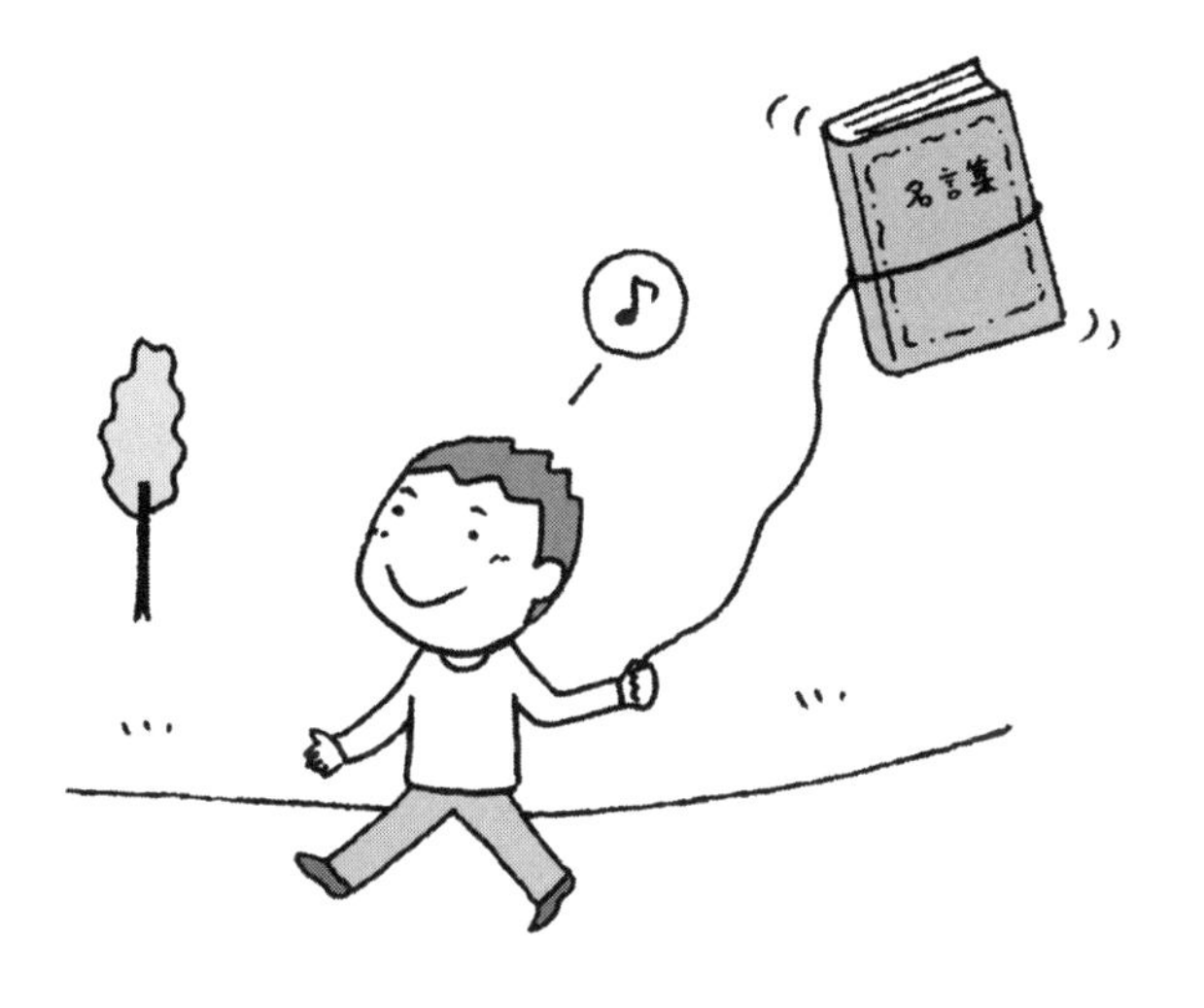

人目が気になるときは現実と想像を分ける！

人の目が気になって仕方ないという人が増えています。人目が気になるということは、一方で嫌な目にあわないようにリスク回避する能力があるとも言えるのです。しかし、過剰に気になるときは、現実と想像を分けるという方法が役に立ちます。

① **現実と想像を分ける**

人目が気になるのは「こう思われているに違いない」「こんなふうに言われているに違いない」という妄想が頭の中に浮かんで苦しんでいることが多いものです。どこまでが現実で、どこからが想像なのかをはっきり区別する練習をしていきます。

例えば、近所の人が「こちらを見て、ひそひそ話をしている。悪口を言っているに違いない」と思ったとします。この場合、近所の人たちがこちらの方に顔を向けているること、何かを話をしているところまでが現実です。

自分を見ていることと、自分に対しての悪口を言っていることとは、想像なのです。もしかしたら、自分のほうを見ながら空を眺めていて、雲ゆきが怪しいので雨が降ってくるのではないかと心配しているのかもしれません。

このように、日常の中のあらゆる思考を自分でモニタリングして検証をしてみるのです。そして現実はどこまでなのかと考えて線引きをします。

② **想像を何通りもする**

現実と想像を分けることができるようになったら、今度は自分が思ったこと以外の想像を何通りもしてみましょう。

例えば、もしかしたら物価が上がってどうしようかと話をしているのかもしれないし、なんらかの悩みを相談しているのかもしれない……などと、想像してみるのです。どれが当たっているかではなく、どんな可能性があるのかを何通りも考えてみる練習をするのです。

「こうであるに違いない」という想像があるから、嫌な気持ちになり過剰に人目が気になるわけですから、この思い込みを解除する方法を身につけることが役に立ちます。

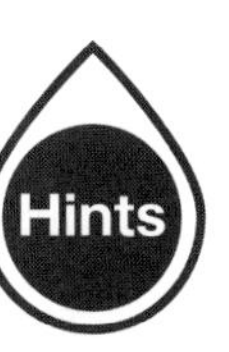

人目が気になるときは、現実と想像を区別して自分の妄想から自分自身を解放する！

結果の奴隷にならない

「うまくいきそうにない」「成功できない」と行動に移す前から考えてしまい、あきらめて行動しないということはありませんか?

やりたいことがあるのに、「うまくいきそうにないから」「否定されるから」「反対されるから」と心の中で葛藤していると、モヤモヤして本来やるべきことにまで影響が出てきます。

そんなときは、「結果の奴隷にはならない」と言葉にしてみてください。

かつて私が作家の中谷彰宏さんに「どうしたら本が書けるようになりますか?」と質問したときに、答えていただいた言葉です。「結果の奴隷にならずに、100冊分の原稿を書くことだよ」という中谷さんの言葉にハッとしました。結果にとらわれすぎて行動できなくなっていた自分に気がついたのです。うまくいくかどうかを先に考えすぎると行動できなくなってしまうのです。

あれこれ考えて悩むよりも、一歩踏み出してみること、行動することが大事なのに、それがなかなかできないときがあります。1回や2回であきらめてはいけないし、100冊分の原稿を書いたら文章はきっと上達しますから、本を出すという目標にも近づいていくことができます。

私たちは、やりたいことをやっているとき、内面の欲求と行動が一致しているので、気分もごきげんです。あなたが本当にやりたいことに向かって行動してみてください。

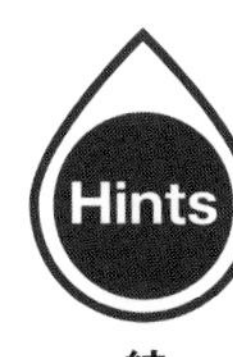

結果を心配するよりも、まずは行動を起こしてみよう！

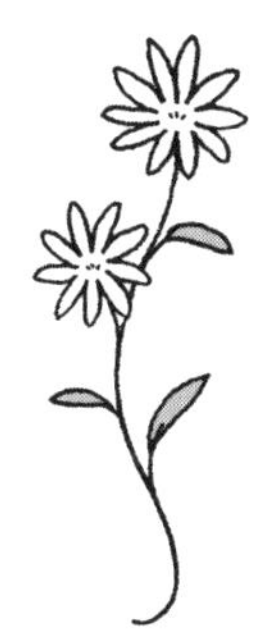

損得で考えない

私たちは損得にどれぐらい左右されているかということは、自分ではなかなか気づかないものなのかもしれません。

あるとき人事コンサルタントの篭池哲哉さんから、「これから1カ月間頼まれごとはなんでも引き受けてみてください。やってみれば、その意味がわかります」という課題をいただきました。ただし、借金の保証人になることや、自分にとって困ることや、先約がある場合は断っていいとのことでした。

どのような頼まれごとをするのか、それを引き受けたら何がわかるのか、それをしてみたら未来がどのように変わるのかと楽しみにしながら1カ月間を過ごしました。もちろんなんでも引き受けると決めて。

すると、不登校の子どもをもつ親向け勉強会の講師や、不登校の子どもたちの家に行って話し相手になることなどを頼まれたので引き受けました。困るような依頼はありませんでした。

この実験をやってみて、気づいたことがいくつかありました。何かを頼まれたときに、それを引き受けるのかどうかを考えなくていいということは、こんなにも楽なものかということです。自分では気づいていませんでしたが、やるかやらないかを決めるときに考えたり悩んだりすることにずいぶんエネルギーを使っていたのです。

また損得に大きく捕らわれている自分がいることに気がつきました。しかし、損得を除外して相手が求めていることをしてみると、その先にはお金には代えがたい自分にとって素晴らしいものが待っていたのです。

損得で考えてしまうと、気分が悪くなってしまうことがあります。損得を越えて人から求められたことをすることがとても大事で、心も軽くなることに気づくことができました。

8

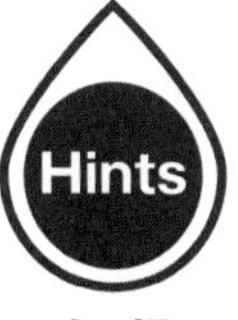

損得にこだわらずに、求められたことをしていくと、もっと大きな素晴らしいものが与えられる！

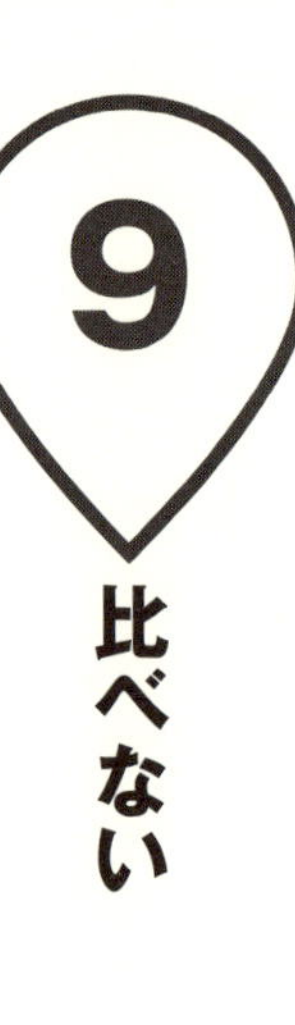

比べない

気づいたら人と自分を比較して、悔しくなったり落ち込んだりしていませんか？

どちらのほうが優れているとか、どちらのほうが得をしたとか、どちらのほうが愛されているとか、幸せだとか……。人と比較して自分の方が勝っていると思うと嬉しくなったり、負けたと思えば苦しくなったりすることはありませんか？

私たちには力の欲求というものがあります。人に勝ちたいとか、人にすごいと思われたいと、優劣を競って自分の方が優れていると思いたいのです。

しかし、人と自分を比べると、悔しくなったり情けなくなったりしてしまうことが多いのです。なぜなら上には上がいるからです。

私も以前は人と比べていました。比較しては嫉妬したり、落ち込んだり……。あるとき気づきました。人と比べてしまうから苦しくなっているということに。比べないでいたほうが幸せなのに、自分でも気がつかないうちに比較しては気分を害していました。

年収200万円から350万円にアップしたら嬉しいのに、周りの人が600万円もらっていると気づいたら、途端に不幸な気持ちになることがあります。

私の知り合いがとても苦しそうに生きていたので、「どうしてそんなに苦しそうな顔をしているの？」と聞いたことがあります。その方は「年収1000万円稼げないから」と答えました。「どうして年収1000万円稼げないとだめなの？」と聞いたら、彼の周りの人たちはみんな「1000万円稼げなければ幸せにはなれない」と言っているというのです。誰とも比較しなければ、ありのままを幸せだと思えるのに、誰かと比較して自分が下だと思うと苦しさが伴うのです。

あるとき、「上を見るとキリがない。下を見ると底がない。横を見ると情けない」というもぐら庵の池田耕治さんの言葉に出合いました。私はハッとして、人と比べるのは止めようと心に決めたのです。

比較している自分に気づいたら、すぐに比べるのを止めるようにしました。すると、徐々に人と比較しないようになっていき、心の中に平和な時間が流れ出しました。

9

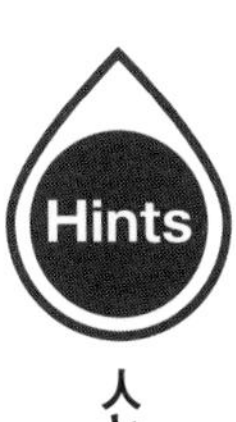

人と比べないと決断すると、心の中に平和がやってくる。

理想通りではない自分を許す

あなたはどれぐらい自分の理想を目指したいですか？
目指したい理想の度合いをチェックしてみましょう。

□ どんなことでも、できる限りのよい結果を出したいと思う
□ 何をしてももっと完璧を目指したくなる
□ 何かを始めるときは、あらゆる情報を集めたくなる
□ 準備が足りないのでは、と不安になることが多い
□ 後になってから「こう言えばよかった」と後悔することがある

チェックが三つ以上ついたら、自分の理想通りにいかないときに、ストレスを強く感じる度合いが強いと思ってください。

完璧を目指したい気持ちは、向上心や意欲につながる大切なものですが、その一方で完璧にできなかったことを許せなくなる衝動も強くなるものです。

ですから、上きげんでいるための策として、ストレスを感じたときに、自分の心と折り

合いをつける言葉を用意しておく必要があります。

例えば、「完璧にできなかったということは、伸びしろがあるということでもある」とか、「すべてにおいて完璧な人はいないのだから、完璧にできなかった自分を許そう」とか、「誰でも最善を尽くしているのだから、責めなくていい。次の最善を更新すればいいだけだ」などです。

自分の理想を追求するあまり、人にも自分の基準で理想を求めてしまい、イライラしてしまうこともあります。

自分を責めたり、人を責めたりするのではなく、自分も人も許す練習をしていくことで、不快を感じる時間が減り、ごきげんな時間が増えていきます。

10

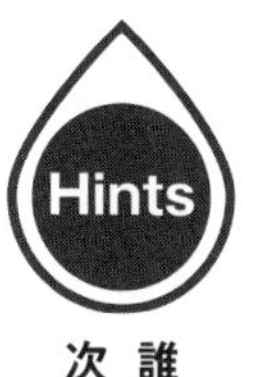

誰もが最善を尽くしているのだから自分や誰かを責めなくていい。次の最善を更新すればいいだけ！

期待に応えられない自分を許す

あなたはどれぐらい、人の期待に応えたいと思っているでしょうか?

相手の期待に応えるということは素晴らしいことです。その反面、期待に応えられないときには自分を責めて苦しくなってしまうことがあります。では期待に応えなければいけないと思っている度合いをチェックしてみましょう。

□ つい相手が喜ぶことを言って、相手のきげんをとりたくなる
□ 自分のしたいことよりも、相手の要求を優先して自分は我慢してしまう
□ 自分がすることに対して他人の反応が気になる
□ 頼まれたら断れない
□ 喜んでもらえると思ってしたことを、喜んでもらえないとがっかりする

チェックが三つ以上ついたら、相手から期待した反応が返ってこないときに、ストレスを強く感じる度合いが強いと思ってください。

人に喜んでもらえることは、大切なことです。私たちは、自分は我慢しても、相手に喜

んでもらうことを選ぶように教えられてきました。その結果、自分の欲求を我慢し続けて、心も体も疲弊しバランスを崩してしまう人が増えています。

心と身体のバランスをとっていくためには、自分の欲求を満たすことを許す必要があります。自分にしっくりくる言葉を見つけておいて、苦しくなる前に唱えるのです。

例えば、「ときには、自分のやりたいことや家族の欲求を優先してもいい」とか「相手の反応がイマイチなのを、全部自分のせいにする必要はない。相手には相手の事情もある」とか「頼まれたことを全部引き受けなくても大丈夫」という言葉などです。

人の期待に応えすぎると苦しくなります。苦しくなる前に、あなたは自分の気持ちや身体を大切にしてもいいのです。

11

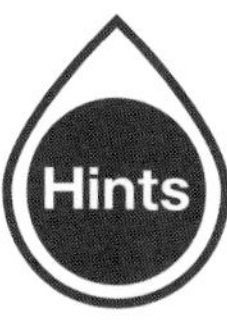

期待に応えるのが苦しくなったときは、自分の気持ちや自分の大切な家族を優先しても大丈夫！

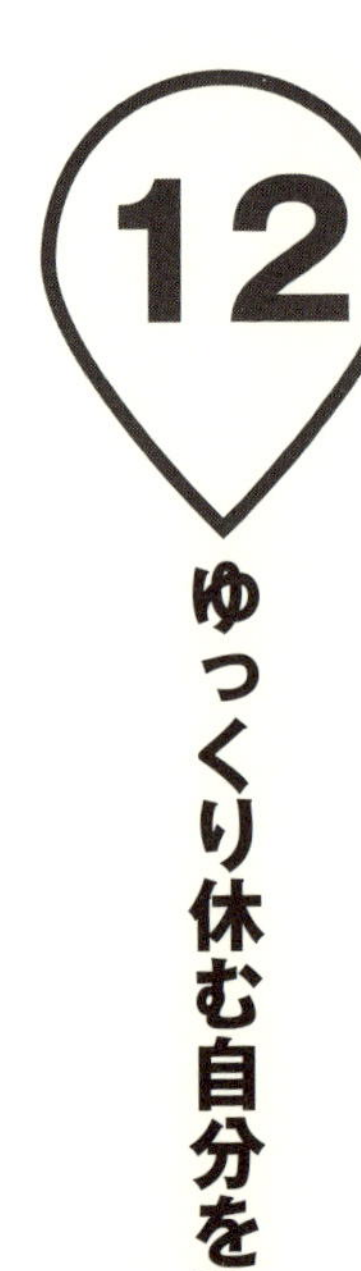

ゆっくり休む自分を許す

あなたはどれぐらいゆっくり休む自分を許せていますか？

休む許可を自分に与えることができないと、疲れたり体調が悪くても無理をしてしまうこともあります。ゆっくり休んではいけないと思っている度合いをチェックしてみましょう。

- □ 疲れたり体調が悪くても、休むことに罪悪感を感じ、ゆっくり休むことができない
- □ 自分を高めるために努力し続けなければいけないと思う
- □ スケジュールには予定をたくさん入れていないと安心できない
- □ もっともっと頑張らなければいけない気がしている
- □ ダラダラした時間を過ごすと後悔する

チェックが三つ以上ついたら、無理してしまう傾向が強いと思ってください。

私たちの体内時計は90分に一度休みをとって回復する縮日周期サイクルがあります。90分活動すると、疲れを感じ、少し休みたいという合図が身体からやってきます。そこで身

12

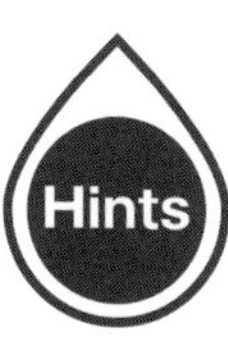

自分の体調を整えるためにも90分に1回休んでいいと自分に許可する！

体からのサインを無視して無理を続けていると、心身共に疲弊していきます。カフェイン、栄養剤、ニコチン、アルコール、薬などを摂取して頑張ります。それを繰り返すことで、身体の中で誤作動が起こりはじめ、パフォーマンスが低下していきます。

物覚えが悪くなったり、物忘れなどを多発してミスが多くなってきたり、学習に対しても問題が生じてきます。感情的なトラブルも起こしやすくなります。そして、心と身体の症状が出てきて、ついには休息せざるを得ない病気や抑うつ症状を引き起こすことになると、心理学者のアーネスト・ロッシ氏は言います。

私たちにできることは、90分に一度のタイミングで15分程度の休息をとることです。そうすることで回復が促され、様々な症状も改善していきます。

日本人の労働時間の長さは世界でトップクラスと言われています。自分のためにも家族のためにも休むことを自分に許してあげてくださいね。

急げない自分を許す

あなたは日々の生活でどれぐらいせかされているような感じがしているでしょうか？

時間に追われている感覚や時間が足りないと思いながら生活している度合いはどれぐらいなのかチェックしてみましょう。

□ 何でも早いにこしたことはないと思う
□「時間が足りない」「時間に追われている」と感じることが多い
□ 食事は急いで食べることが多い
□ 会話中、人の話をさえぎって話したくなる
□ 他人が約束の時間に遅れたり、行動がモタモタしているとイライラする

チェックが三つ以上ついたら、急ぐことができないときに、ストレスを強く感じる度合いが強いと思ってください。


私たちは、子どもの頃に「急ぎなさい」「早くしなさい」と駆り立てられながら育ちます。

それらの声が内在化されて、大人になった今でもその声に駆り立てられて生きています。

そのせかされている声の大きさが、人によって違うのです。急がせようと駆り立てる声が大きいほど、急がなければいけないと感じる度合いが大きいのです。常にせかされているとイライラしてしまいますので、上きげんでいるためには、急ぎたい気持ちと折り合いをつける言葉が必要になります。

例えば、「急ぐことも大切だけど、慎重に丁寧に落ち着いて心を込めてやることも大切」とか「確実な一歩を踏み出すために必要な時間をとっていい」とか「自分が必要なことをやる時間はある」というような言葉です。

この言葉を声に出して唱えるだけでも、落ち着きを取り戻し、心の中の静寂を取り戻すことができます。自分にとって必要な時間をとる自分を許していきましょう。

13

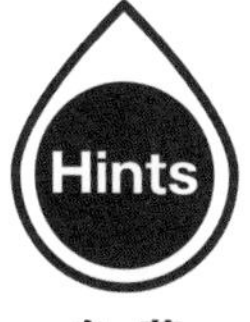

落ち着いて丁寧に自分のペースで生きることを自分にも相手にも許してあげよう！

助けを求める自分を許す

あなたはどれぐらい、助けてもらうことを自分に許しているでしょうか?

強くあらねばいけないと思いすぎていると、ときには苦しくなってしまうこともあります。自分の強くあらねばいけないと思っている度合いをチェックしてみましょう。

□ 自分の弱みを人に知られてはいけないと思う
□ 自分がしっかり管理してリーダーシップをとっていないと安心できない
□ 弱音を吐いている人を見るとイライラする
□ 頼みごとをするのは苦手
□ どんなときもしっかり者でいなければいけないと思う

チェックが三つ以上ついたら、強くあらねばと思う傾向が強いと思ってください。

私たちは人に迷惑をかけてはいけないと教えられてきましたが、誰にも迷惑をかけずに生きていける人はいません。ときには弱音を吐いたり、助けてもらってもいいのです。

一人ですべて抱えようとしなくても大丈夫です。

強くなりたいと思うのと同じぐらい、弱い自分も受け入れていい——私は子育てをしているときに、このことを痛感しました。一人で子育てするのは苦しいときもあり、そんなときに誰かに頼る自分を許してみたのです。すると、喜んで頼まれてくれる人がいました。人は誰かの役に立ちたいと思っているものです。助けを求めるということは、誰かに出番をつくることでもあるのです。みんなが強かったら、誰にも出番がまわってきません。

だから、助けてもらうことは、悪いことではないのです。

助けてもらえる人がいることと、助けてもらえるありがたさに感謝することができるように、助けてもらえる場面が誰にでも訪れるものだと思います。

助けてもらうことは、誰かの出番をつくること。頼まれた人も喜ぶような出番を、あなたもつくるようにしてみましょう。

あなたは肩の荷をおろして楽になってもいいのです。

14

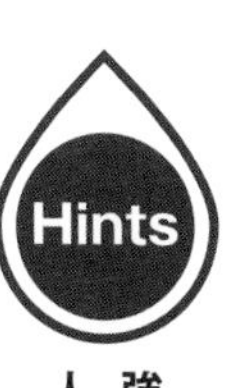

強くなくても大丈夫。人に頼ってもいい。助けを求めてもいい。人に迷惑をかけないで生きられる人間はいないのだから。

喜びと共に取り組むには

あなたが何かをするときのモチベーションは何でしょうか?

仕事や勉強やトレーニングなど、自分がしていることに対して、「自分は何のためにするのか?」と問いかけて、その答えを三つ挙げてみましょう。

出てきた答えを一つずつ検証していきます。何かを回避したいからという理由なのか、それとも何かを手にしたいからという理由なのかという視点でみていきます。

例えば、勉強で考えてみると、試験に落ちたら困るから勉強するというのは、落ちることを回避したいという理由になります。

志望校に合格すると、将来の夢であるエンジニアへの道に近づけるから勉強するのは、夢に近づきたいという理由になります。

前者は、**問題回避型モチベーション**といい、常に落ちる不安と共に勉強することになります。後者は、**目的志向型モチベーション**といい、夢に向かう喜びと共に勉強することができます。

勉強を例にとりましたが、すべての行動のモチベーションを、問題回避型、目的志向型のうちどちらで考えているのかで、心の苦しさが違ってきます。

ですから、ごきげんでいるための方法として、どんな喜びに繋がっているのかと考えて、目的志向型に切り替えていくことが大切です。乗り越えた先の喜びは、自分で強化することもできます。

例えば、この仕事が終わったら沖縄旅行へ行こうとか、完成した暁には、お世話になった方に感謝の食事会を開催しようというように、自分にとって嬉しい報酬を決めてはどうでしょうか。そのご褒美が自分にとって魅力的であればあるほど、仕事を頑張ろうという意欲になります。

あなたなら、乗り越えた先にどのような喜びを手にしたいですか?

15

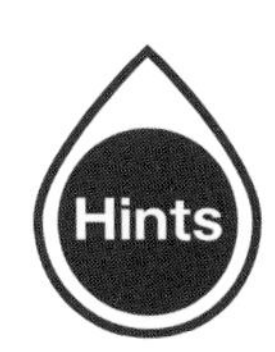

喜びと共に取り組むためには、目的志向型に切り替えよう。

どのようないいことに繋がっているのか想像する

やる気を持続させたいと思っても、モチベーションが低下してしまうときがあります。そんなときは、やる気を取り戻すよい方法があります。

それは、「これをすることは、自分にとってどのようないいことに繋がっていきますか？」と自分自身に質問を投げかけていくことです。そして自分の中からどのような答えが出てくるのかを待って、出てきた答えを紙に書き出していきます。

あるとき高校のサッカー部員のやる気を高めてほしいという依頼がありました。特にランニングではやる気が出ないということでした。部員たちを集めて「ランニングをすることは、自分やチームにとってどのようないいことに繋がっていきますか？」と質問し、それぞれが考えて思いついたことを模造紙にどんどん書きだしてもらいました。

すると、「試合でもバテずに最後まで余裕でプレーできる」「バテなくなるので、いつでも自分の実力を発揮できるようになる」「うまくなる」「自信がつく」「試合に強くなる」「チームが強くなる」など、次々に答えが出てきて、さまざまな答えが模造紙いっぱいに書き出

16

されました。それを部室に貼りだして、いつでも眺められるようにしたのです。

次にその高校のサッカー部を訪れると、生徒たちが「走るのが辛くなくなりました」と言ってくれました。

私たちは、今やっていることの先に、どのような輝かしい未来が待っているのかを見失ってしまうときがあります。すると、やる気は低下し、いやいや行動するようになります。

そこでもう一度、それをすることの意味や、どんないいことに繋がっていくのかを確認すると、嫌だという気持ちは消えて、頑張りたくなるものなのです。

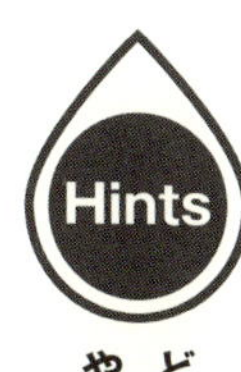

どのような素晴らしい未来につながっているのかをイメージできると、やる気を取り戻せる！

自信を持ちたいときは「投影」を利用する

自分に自信を持ちたいのに、なかなか持てないというときはありませんか?

できればもう少し自分に自信が持てたら、気分がいいですよね。

そんなときは、好きなものを思い描いてみましょう。

例えば、富士山、沖縄の海、スポーツカー、お気に入りの時計、好きなアイドル歌手など、何でもかまいません。

一つのものが思い浮かんだら、次にそれのどういうところが好きなのかを考えて書きだしていきます。

例えば富士山なら、悠然とした存在感、美しい姿、どっしりと大きい、などです。沖縄の海なら、透明感、癒される、神秘的、美しい、などです。

次に、今書き出した要素の主語を自分にして、「自分は○○」と表現していきます。

例えば、「自分は悠然とした存在感がある」「私は美しい」「ぼくは大きい」「自分は神秘的だ」「私は人を癒す力がある」などです。少し気恥ずかしいかもしれませんが、あえてそれを言葉にしてみるのです。

私たちには「投影」という心の働きがあります。自分の中にあるからこそ、それが映しだされるのです。美しい部分があるからこそ、何かを美しいと思うことができるということです。ですから、自分が好きだと思うものや素敵だと思うものと同じ要素が、自分の中にはあるということです。同じ要素があるからこそ、その素晴らしさを見ることができるわけです。

このエクササイズをやってみることによって、自分でも気づいていなかった自分の素晴らしさに気づいて、自信を持つことができるようになっていきます。

自分でも気づいていない素晴らしさに気づくと、自分にもっと自信が持てるようになっていく。

ごきげんでいられる人間関係をつくる

怖い人の印象を変える方法

嫌な気持ちになるとき、頭の中にどのような映像が浮んでいるでしょうか？

私たちは何かを認識したり、考えたりするとき、頭の中に映像が浮び、その映像の大きさや位置などが感情や気分にも大きな影響を与えていると言われています。

ですから、頭の中に浮かんでいる映像の大きさや位置に少し手を加えるだけでも、印象や自分への影響を変えていくことができるのです。

例えば、自分が苦手とする人を思い浮かべたとき、その人はあなたのどのあたりにどのぐらいの目線の高さにいますか？　自分の目線よりも上の位置に認識していると、威圧感や嫌悪感を感じます。その映像の相手を親指ぐらいの大きさに小さくイメージしてみましょう。または自分から遠ざけてどんどん小さくなって見えなくなるところをイメージするだけでも脅威を小さくすることができます。

また、小さくなったり見えなくなったりするときの音響効果として、「タラリラッタラ〜」というユニークな効果音やハープの音色などの音楽をその映像の中に流してみるとまた印象が変わってきます。

その背景に、草原や海辺などを合成するとまた印象が変わりますし、そこに自分の好きなキャラクターを登場させるとさらに印象は変化するのに気づくと思います。

好きなキャラクターがその場に登場して助けてくれる設定にするもよし、相手を何かのキャラクターだと想像してユーモアをプラスして印象を変えてみてもいいでしょう。

このようにどのような要素をプラスすると、自分への印象が変わって、感じている嫌悪感や恐怖感を軽減できるのか、自分がごきげんになるのか考えてみてください。

現実は変えられなくても、認識の構成要素を変化させれば、自分への影響は変えていくことができるのです。

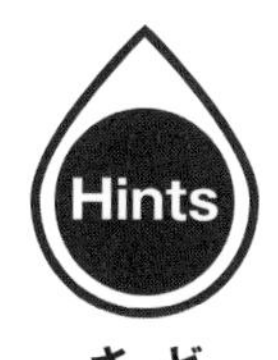

18

どのように認識するのかで気持ちは変えられる。見えている世界を変化させてごきげんを取り戻そう！

「ごきげん翻訳機」を使ってみる

誰かに言われた言葉が頭に残って、何度も繰り返し思い出されては苦しい思いをしたことはありませんか?

「こんなことでは困るよ」「どうしてこんなこともできないんだ」「やる気あるのか?」「この仕事向いてないんじゃないか?」など、厳しいことを言ってくる人がいます。

そのまま受け取るとへこんでしまうような言葉は、「ごきげん翻訳機」を使って言葉を変換してみましょう。

例えば、「君に期待しているので、もっと頑張ってほしいと思っている」「本当は僕の話をもっと真剣に聞いてほしかった」「困らないですむようにどんどんやって!」などです。

攻撃してくる言葉の奥には、相手の満たされていない期待や欲求があります。言葉の奥にある相手の真実の気持ちがわかれば、苦しい思いをしなくてもすむのです。

① 言葉の奥にある相手の期待や欲求を伝えてくれる自動翻訳機があることを想像します。この翻訳機なら、自分を苦しめる言葉をどう訳すのかと考えてみてください。

できるだけ自分がごきげんになる言葉を見つけます。

② 次に、音のボリュームを変化させるつまみを二つイメージします。一つは、言われてしまった聞きたくない言葉の音量を変えるつまみです。もう一つは、ごきげん翻訳機で見つけた言ってほしかった言葉の音量を変えるつまみです。

③ 左手に音量をボリュームを下げるつまみを右手にボリュームを上げるつまみを持つところをイメージします。「いっせいのせ」で、両手のつまみを動かして、聞きたくない言葉のボリュームを下げ、聞きたい言葉のボリュームを上げるのです。

④ この一連のプロセスで、気持ちがどのように変化したのか確認しましょう。

一度このごきげん翻訳機を体験すれば、いつでもこの作業をイメージするだけで、苦しみを手放すことができます。

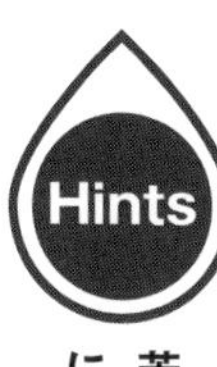

19

苦しみを生み出す言葉は、ごきげん翻訳機を使って喜びを生み出す言葉に変換しよう！

心の中のモヤモヤは紙に書いて捨てればスッキリ！

ひどいことを言われたときに、その場では何も言い返せず、後になって心がモヤモヤしたり、頭から離れなくなったりして苦しくなることはありませんか？

理不尽なことを言われても、相手がお客様や上司であれば言い返すことなんてできません。友だちであっても、争いたくない気持ちがあれば、言いたいことを飲み込んでしまうときもあります。

そんなときには、相手に言い返したかったことを、言っているつもりで紙に書き出すと心の中をスッキリさせることができます。

言えなかったことを紙に書くことによって、脳は「もう言いたいことは伝えた」という認識に変わるので、未完了の問題は頭の中で完了するのです。

言いたいのに言えないままでいると、問題を抱えた苦しみが続いてしまうのです。そんなときには次の方法を試してみてください。

① **紙とペンを用意する**

② **言いたかったけど言えなかったことを、殴り書きでもいいので自由に書く**

例えば、「なんであんな言い方するのよ。私だって一生懸命考えてやっているんだよ」というように書いていきます。

③ **書いた紙を捨てる**

書いたものは相手に渡す必要はありません。丸めて捨てればいいのです。書いた内容は、他の人に見られないように配慮する必要があります。

紙に書き出すだけなのに、心の状態がスッキリします。この方法で心をリセットして相手と向き合えば、わだかまりなくつきあうことができます。

この方法を使えば、相手も傷つけることなく自分の心も守ることができます。

20

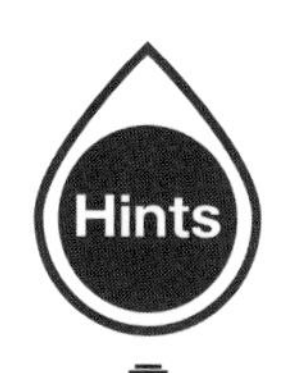

言いたいけど言えないことは、紙に書いてスッキリしよう！

苦手な人がいるとき、理想の人に指導されているところを想像する

苦手だと思う人がいるとき、どのような方法で対処していますか?

誰にでも一人や二人、苦手な人はいるものです。苦手な人がいると、その嫌悪感から、「戦う」「逃げる」「我慢する」のいずれかの反応をとることが多いそうです。

相手に対して嫌悪感を感じれば感じるほど、その人と会うことが苦しくなり、過剰に反応してしまいます。そんなときは、嫌悪感を和らげる方法が役に立ちます。

それは、苦手だと感じる相手の隣に、もう一人のその人がいることを想像します。その人はあなたにとってステキな行動や振る舞いができる理想の人だと思ってください。節度をわきまえ、あなたが嫌がるようなことは一切言うことはありません。むしろ、「こんな神対応できてしまうの?」と驚くほど理想の人なのです。その二人は並んでこちらを見ています。

理想の相手が、あなたの苦手な人に、「そういうときは、こんなふうに考えて、こんなふうに言うといいよ」と、理想の反応や言動を手取り足取り教えてあげているところをイメージしてください。

そして、理想の行動を充分に学ばせることができたら、理想の人と苦手な相手を、ゆっくりと重ね合わせていきましょう。そして二人が一体となったところをイメージしてみます。

すると、あなたの中で、その人の印象はどのように変化したでしょうか?

今までよりも嫌な感じや印象が軽減しているはずです。それが確認できたらゆっくりと深呼吸をしてみましょう。

これはホリスティックヘルスの第一人者アサラ・ラブジョイ氏が開発した手法です。

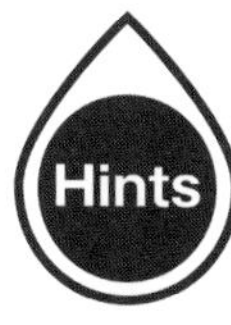

理想の相手を重ね合わせることで、嫌悪感を軽減することができる!

21

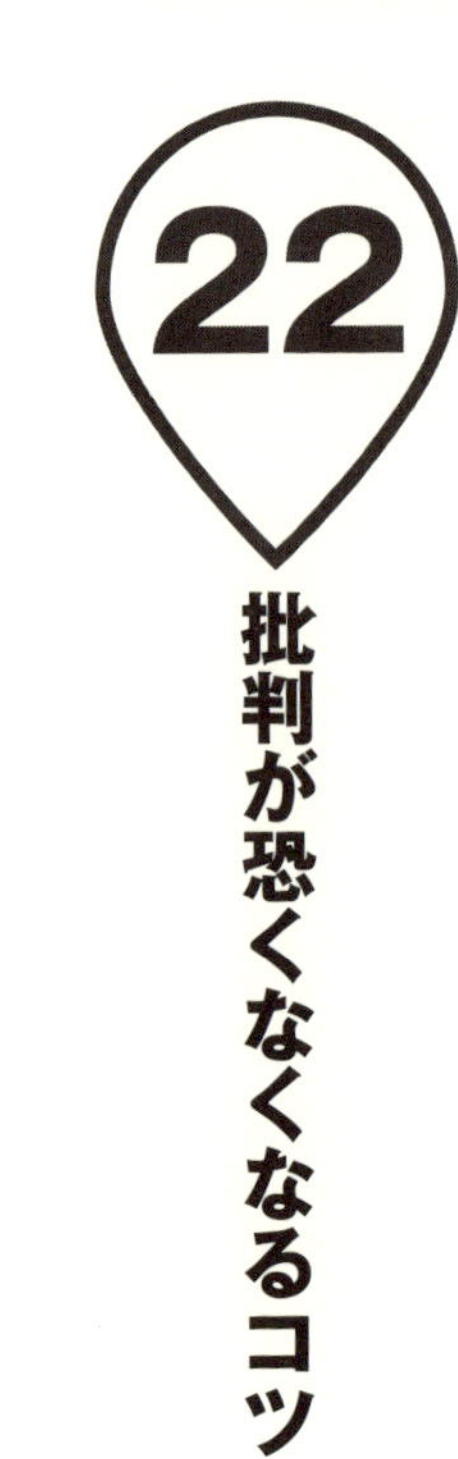

22 批判が恐くなくなるコツ

あなたはどれぐらい批判を恐れていますか？　人に批判されることを喜ぶ人はいないと思いますが、必要以上に恐れることはありません。

なぜなら、批判することが好きな人はそこらじゅうにいるからです。批判ばかりしている人は、批判しないと自分の存在価値を確かめられない人でもあるのです。

批判してくる人の特徴は、「こうあるべき」という価値観を強固に持っていることです。「こうあるべき」という価値観にあわない人はすべて批判の対象になります。けれども、人によって地域によって時代によって「こうあるべき」は変わっていくものですから、批判する人の「こうあるべき」と自分の「こうあるべき」は違って当たり前なのです。

批判する人への対処法は、まずは言っていることを否定せずに受け取ることですが、必要以上にへつらわないことが鉄則です。「すみません、すみません」とぺこぺこすると、相手は批判する気持ちがエスカレートしてしまうからです。

ですからそんなときは、最初に相手の言葉を受け取って、意識して背筋を伸ばしてください。そして深く呼吸をして、「ご意見ありがとうございます」と感謝を述べ、「検討してみます」など自分のできることなどを伝えて、すみやかに退散します。

私の師匠である岡野嘉宏先生は、「困った時こそストローク」と教えてくださいました。ストロークとは、相手を認める働きかけと自分を認める働きかけのことです。困ったことを言われたときは、相手を認める働きかけをして返すと、相手の心も和らいで、批判のトーンも和らいでいきます。

批判に敵対すると、批判はもっと強くなって返ってきますから、戦うよりも認めることのほうが、その場を収めるのに役立ちます。そして、自分へのストロークも忘れずに。「こんなにピンチだったのに相手を認めることができる自分はすごい！」と、自分自身を褒めるのです。

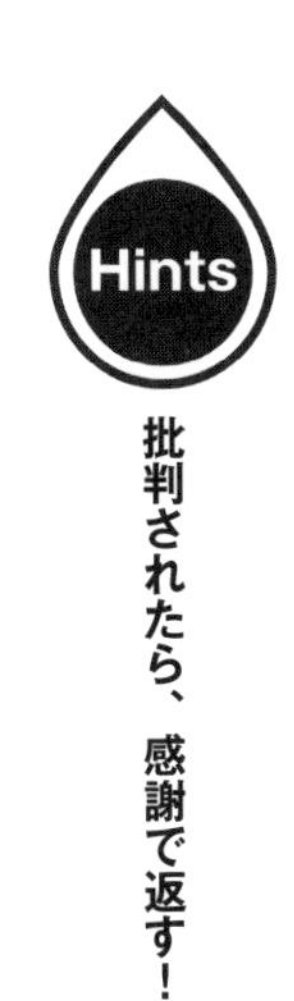

23 戦わない

「自分の方がすごい」とか「あの人より自分の方が勝っている」など、気づかないうちに見えない戦いをしていることはありませんか？

私たちには「力の欲求」があるので、ときには人と比較して優越感に浸ったり、自分はすごいと思わせたりすることで自己顕示欲を満たしたいと思うときがあります。

日本では競争しながら進学しますし、就職しても出世競争などがあるので、人よりも上に行きたいという意識が高いのかもしれません。

競い合っていることにさえ気づかないで、自分の方が上だと主張して、見えない競争をしているのです。ときには自分の方が上だと、あからさまに戦いをふっかけてくる人もいます。

そんなときに、戦いにのってしまうとバチバチと火花が飛びますが、戦いにのらずに、あえて相手に花をもたせるような言葉を返してみましょう。そうすれば戦わずにすむだけでなく、相手はきげんがよくなって、よい関係が築けます。

私たちは相手を敵なのか味方なのかと無意識に選別しています。戦わずに味方だという認識になると、次への扉が開いて幸せな展開につながっていきます。

類似性の原則というものがあります。類似性の原則とは、自分と共通する部分を見つけると、敵ではなく味方だと認識して仲良くなれる可能性が高まることです。生物は生き残るために、敵か味方なのかを素早く判断する必要がありました。敵だと認識すると戦闘モードになり、味方だと認識すると安心して心を開いてくれます。

ですから、良好な関係性を築くためには、敵ではなく味方だと認識してもらえるように、競わないこと、戦わないことが大事なのです。そのためには、あえて戦いのフィールドから降りる必要があります。

気分良くつき合える人間関係を築くために、戦わない選択をすることは、とても大切なことだと言えます。

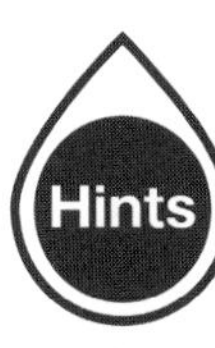

23

相手との関係を良好に築くために、無意味な戦いはしないこと！

24 お願い上手になる!

家族や職場の人たちに対して、「これをしてほしいのに、なぜしてくれないの?」と不満に思うことはありませんか?

不満を抱えながら上きげんでいることは難しいものです。

このようなときに大事なことは、自分が何をしてもらったら嬉しいのかを相手にわかりやすいように具体的に伝えることです。

想像してみてください。あなたがほしいものを頭に思い描いて、誰かに何がほしいと思ったか当ててもらうところを。なかなか当てられないと思いませんか? 自分の気持ちを察してもらうことは難しいことなのです。

お願い上手な友人は、仕事でこんな言い方をしています。

「頼めるのはあなたしかいないの。やってもらえると嬉しい」「忙しいのにごめんね。来てくれてありがとう」「こういう仕事なんだけどやってもらえるかな」

このような伝え方をすると、周りの人は喜んで働いてくれるそうです。

そして「この前のお客さんがとっても喜んでいたよ。またあなたにお願いしたいって」と、やってくれたことへの感謝も大切だと教えてくれました。相手が忙しいのに申し訳ないという態度でお願いすることと、さわやかに伝えるのがポイントだと言っていました。

ここには、夢の国と言われるディズニーランドで活用されている婉曲話法というテクニックも入っています。

「〜していただけますか？」という相手が気分良くそれをやってくれる言葉が使われているのです。

友人たちと食事したときに、こう言っている人がいました。

「ぼくは、取り分けてもらうのが好きなんです。料理を取り分けてもらえると嬉しいです」

これはもう、取り分けてあげたくなりますね。仕事でもプライベートでも、こんなふうに言ってもらえたら、相手は喜んでどんどんやってくれるようになります。

相手が自ら進んで、お願いをきいてあげたくなる伝え方を見つけると、不満やストレスはどんどん減っていきます。

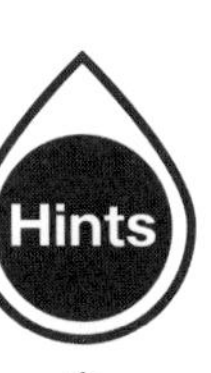

やってもらえないと不満を抱える前にお願い上手になろう！

ごきげんになれるかどうかを決める「心の立ち位置」

あなたは日々の生活の中で、どのような感情を感じている時間が長いですか。ゆううつやイライラの時間が長いとつらいですよね。それが嬉しい、楽しいというごきげんな時間になるにはどうすればよいのでしょうか。

気分良くごきげんでいられるかどうかは、「心の立ち位置」が決めています。毎日ごきげんでいるために、心の立ち位置を見つめ直してみましょう。

心の立ち位置には次の四つのポジションがあります。

① 自分が正しくて相手は間違っていると思う（自分は認め相手を認めない）
② 相手は素晴らしいけど自分なんてダメと思う（相手を認め自分のことは認められない）
③ 相手も自分もまわりもすべてがダメと思う（相手も自分も認められない）
④ 相手も自分も素晴らしいと思う（自分も相手も認めている）

どの立ち位置にいるのかで、感じる感情や気分は大きく変わるのです。

自分が正しくて相手が間違っていると思えば、イライラして不満が募り、相手を正さなければと思います。相手は素晴らしいけど自分なんてダメだと思えば、自己否定、自己嫌悪、劣等感、悲しみ、心配、恥などを感じます。相手も自分もダメだと思えば、絶望感とあきらめを感じます。相手も自分も素晴らしいと思えば、「私たちならできる」というプラスの考えを行動に移し、充実感、達成感、喜びを感じられます。

ごきげんでいられるのは、「**自分は素晴らしい。相手も素晴らしい**」と自分も相手も認める立ち位置にいるときです。ですから、あなたが気分良くごきげんになりたければ自分の意思で心の立ち位置を決める必要があります。

そのためには、自分のいいところや相手のいいところを見つけていくことが大切です。

自分の意思で心の立ち位置を決める。自分を認め、相手を認めたとき、喜びと充実感も手に入る！

短所が長所に変わる「こころのメガネ」

自分の性格で好きになれないところもあれば、誰かの性格が嫌だな～と思ってしまうこともありますよね。嫌いなままにしておくと、気分が悪いだけでなく、人間関係までぎくしゃくしてしまいます。そんなときには「こころのメガネ」をつけかえて、短所も長所に変えていきましょう。

マイナスのメガネで見ると自分にとって嫌なものに見えることも、プラスのメガネで見ると自分にとって嬉しいことに見える、そんなプラスのメガネをかけていたとしたら、どんなふうに見えるのかを考えてみるのです。

例えば、マイナスのメガネで見える「のろま」は、プラスのメガネならどのように見えるでしょうか？

マイナスのメガネで見える「ケチ」は、プラスのメガネならどのように見えるでしょうか？

マイナスのメガネで見える、「怒りっぽい」は、プラスのメガネでならどのように見えるでしょうか？

「のろま」はゆっくり動くことにマイナスの意味をつけたものです。プラスの意味をつければ、「落ち着いている」「慎重に動いている」「丁寧」「癒し系」と見ることもできます。

「ケチ」はプラスのメガネで見てみれば、「お金を大切にする人」「計画性のある人」「物を大切にする人」「節約家」のように意味づけることができます。

「怒りっぽい」をプラスのメガネなら、「正義感の強い人」「エネルギーが高い人」「一生懸命に向き合っている人」「正直に感情表現できる人」と見ることもできます。このように意味づけを変えて見ることで苦手意識を軽減していくことができるのです。

嫌な相手の性格をプラスのメガネで見てみましょう。きっとごきげんな時間は増えていきます。

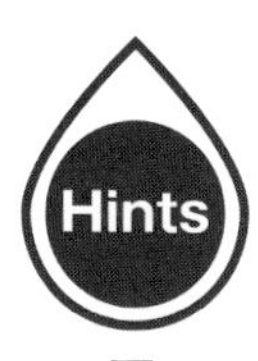

26

「こころメガネ」でプラスの面を見れば、苦手意識は軽減できる！

27 ピンチをチャンスに変える方法

前節の「こころメガネ」のプラスのメガネで目の前で起こった出来事を見ていくと、悩みの種となるピンチでさえもチャンスに変えていくことができます。

次のような出来事は、意味づけを変えると、どのようなチャンスにしていくことができるでしょうか。

(a) 苦手な人がいる
(b) 批判された
(c) 昇進できなかった
(d) 業績（成績）が下がった
(e) 将来が不安

(a) 苦手な人がいる→自分と違う価値観を知るチャンス、自分の傾向を見直すチャンス、人間関係を構築するスキルを身につけるチャンスとも言えます。

(b) 批判された→何が相手の価値観と違ったのかを知るチャンスであり、自分の言動を見つめ直すチャンス、壊れかけた人間関係を改善するためのチャンスと考えることもできます。

(c) 昇進できなかった↓仕事への取り組みや努力や決意を見直すチャンスです。

(d) 業績（成績）が下がった↓仕事（勉強）のやり方を見直すチャンス。どんな工夫や方法があるのかを再度見直すことで、さらに伸ばすことも可能です。

(e) 将来が不安↓どのような将来を望んでいるのかという理想があるということでもあるし、理想の未来に近づくために何ができるのかを具体的に考えてみるチャンス、自分の感情のパターンを克服するために学ぶチャンスかもしれません。

米国の心理学博士であるクリスティーナ・ホール氏は、意味づけを変えることさえできればすべての悩みは悩みではなくなると言っています。あなたなら、どんなピンチをチャンスに変えていくことができるでしょうか。

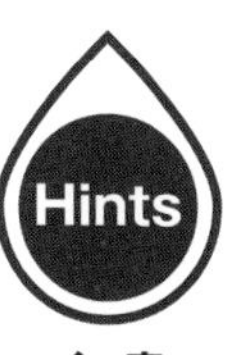

27

意味づけを自在に変えることができるようになれば、悩みは悩みではなくなるどころかチャンスにさえ変えていける！

後悔を未来への課題に変える三つの質問

「あんなこと言わなければよかった」「あんなことしなければよかった」と自分の言動に後悔したことはありませんか？　理想や目標をしっかり持っている人や、向上心が強い人ほど、自分の言動に後悔するものです。

卓球選手でロンドン五輪メダリストの平野早矢香選手も、試合が終わるたびに「なんであのときミスしてしまったのだろう」と後悔することを繰り返していました。そこで私は「反省することよりも大事なことがあります。それは、次に同じ失敗をしないように、未来への課題に変えて行動を起こすことです」と伝えました。

平野選手には、三つの質問を使いながら、後悔して落ち込んだメンタルを立て直し、自分への課題と自分にできることを見つけて行動してもらいました。そうすることで、心のパワーを充電し、前に進んでいくことができたのです。やり方は簡単です。自分自身に次の三つの質問をするだけです。

①　この出来事の中でよかったことがあるとすればそれは何か？

② もし次に同じようなことが起きるとしたら、どこをどのように変えたい？
③ 自分が望む結果に近づくために、今できることは何か？

後悔しているときは、自分のできていないことやよくなかったところに意識が向いていて、いいところは見えていません。すると心のエネルギーが低下してしまうのです。ですから、「この出来事の中でよかったことがあるとすれば、それは何か？」と質問しながら、よかったことを見つけ出し、心のエネルギーを高めていきます。

後悔しているということは、こういう結果が出したかったという目標があったということです。ですから、その目標に近づくためには、どこをどのように変えれば理想に近づくことができるのかと考えて改善点を見つけていきます。

望む結果に近づくために、今できることが見つかり、それを行動に移していけば、未来は変えていけるという認識となり、前向きな気持ちに切り替わります。

後悔したときは、三つの質問を使って未来への課題と心のエネルギーを手に入れよう！

怒りの奥にある気持ちを伝える

怒りを感じたとき、あなたはどうしてますか？　怒りの反応は人それぞれ違いますが、大きく分けると三つのパターンがあるようです。

①　相手を攻撃して戦う
②　その場を去る
③　我慢して従う

これらのパターンは、どれをとっても長期的にはよくないと言われています。戦ってばかりいれば、周りから人が遠ざかっていきますし、逃げてばかりいたら自分の居場所を失うことになります。我慢して従い続けていると心のエネルギーが低下していきます。

この三つのパターンに陥ることを避ける方法があります。それは怒りになる前の気持ちを相手に伝えることです。まず、怒りになる前の気持ちを振り返ってみましょう。「すごく心配だった」「孤独感が大きすぎて怖かった」「自分の言ったことが伝わらない無念さや無力感があった」「期待通りにいかない残念な気持ち」「寂しさ」「怖さ」などでしょう。

　そして、怒りになる前の気持ちを「私（自分）」を主語にして相手に伝えてみるのです。

「期待が大きかったから、期待通りにならなくて私は残念だった」「心配で心配で私は仕事が手につかなかった」「聞いてもらえなかったように思えてぼくは無力感を感じた」「不当に扱われたように思えて私は悔しかった」などです。

　怒りになる前の気持ちに気がつくと、我慢するのではなく相手にもその気持ちが伝えられるし、相手もあなたの気持ちを受け取りやすくなります。

「こんなに遅くまで何やってたんだ！」と怒るよりも、「遅くまで帰ってこないと何かあったのではないかと私は心配だったよ」と伝えた方が相手も受け入れやすいのです。

　ポイントは相手のせいにするのではなく、相手から受けた気持ちを「私」を主語にして伝えることです。

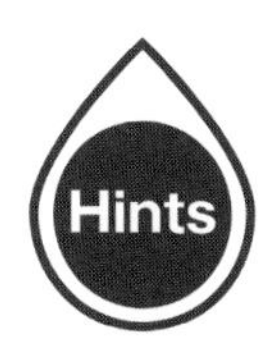

29

腹が立ったら怒りになる前の気持ちを振り返ろう。

不快な人間関係のゲームにはのらない

あらさがしをしていちゃもんをつけてくる人や「あなたのせいでこうなった」と文句を言ってくる人は、あなたに不快になるゲームをしかけてきているのです。憂さ晴らしや自分の心のモヤモヤを解消したくて、攻撃をしかけてくるのです。

心理学ではこれを、人間関係のゲームと呼んでいます。ゲームには役割があります。迫害者と犠牲者です。ときに救援者の役割も存在し、役割はどんどん入れ替わります。そして誰かが嫌な気持ちになって終わり、同じようなパターンが繰り返されます。

「またやっちゃったな」「どうしていつもこうなってしまうのだろう」と思うのは、不快なゲームにのってしまっているのかもしれません。人間関係のゲームを繰り返していると、きげんよく生きるのは難しいので、しかけられたときは深入りせずに、うまくかわすことが大切です。

ゲームをしかけてくる人は、不安や恐れのある人です。ゲームをすることでその不安や怖れを軽減して安心したいのです。そしてもっと自分を認めてほしい人でもあります。

そのような人には感謝したり、褒めたりすることが効果的です。「ご指摘いただきましてありがとうございます」「どのように改善すればいいのか、ぜひ教えてください」と言うのです。そして、なるべく早くその場を退散することをおススメします。何かを言われたとしても、不快な感情にどっぷりはまらないことも大切です。

同じ24時間なら、人間関係のゲームにはまって不快感を感じることに時間を使うことよりも、自分のしたいことや喜びを感じることに時間を使いたいものです。

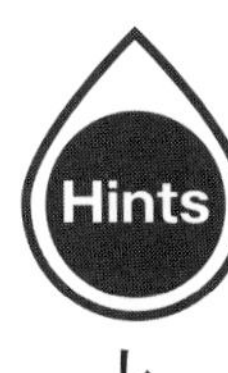

しかけられた人間関係のゲームには、感謝と賞賛でうまくかわす！

30

31 同情をひこうとされてものらない

人間関係の不快なゲームには、犠牲者の立場からしかけられるものもあります。例えば、「私はあの人からこんなひどいことを言われたの」「この人からはこんなひどいことをされたの」と訴えてきて、同情をかおうとする「かわいそうな私ゲーム」があります。助けたい、なんとか力になってあげたいと思って、優しくしているのに、他の人にはあなたのことを、「あの人はこんなひどいことを言うの」と訴えたりします。「相談にのってきたのに、どうして?」とやるせない気持ちになりますが、当人にとってはゲームなのです。その人は「私は犠牲者でかわいそうなの」と同情をひくことを繰り返して生きているのです。

他にも「モーレツ」というゲームで「こんなに頑張っているのに、上司も会社もわかってくれない」と言い続ける人たちもいます。

また「はい。でも」というゲームでは、「相談があります」と相談してくる人に「こうしたらどう?」とアドバイスすると、「はい。でもそれはこういう理由でうまくいきません」と繰り返し否定してくるのです。

どれも気がつかないうちにのせられて、最終的には混乱し、モヤモヤとした嫌な気持ちになってしまいます。優しい人がのせられやすいゲームです。

ごきげんに生きていくためには、このようなゲームに深入りせずにうまく脱却する必要があります。対策としては、必要以上にのめり込まないことです。救援者のはずが、知らないうちに迫害者にすり替えられてしまうからです。

「大変だったね」と共感するところまではいいのですが、「私がなんとかしてあげる」とまで思わずに、踏みとどまることが大切です。

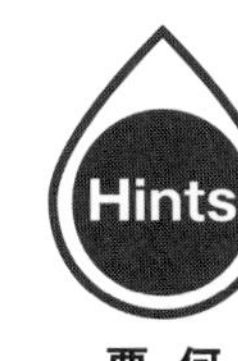

何とかしてあげたいという気持ちも大切だけど、踏みとどまる勇気も必要！

31

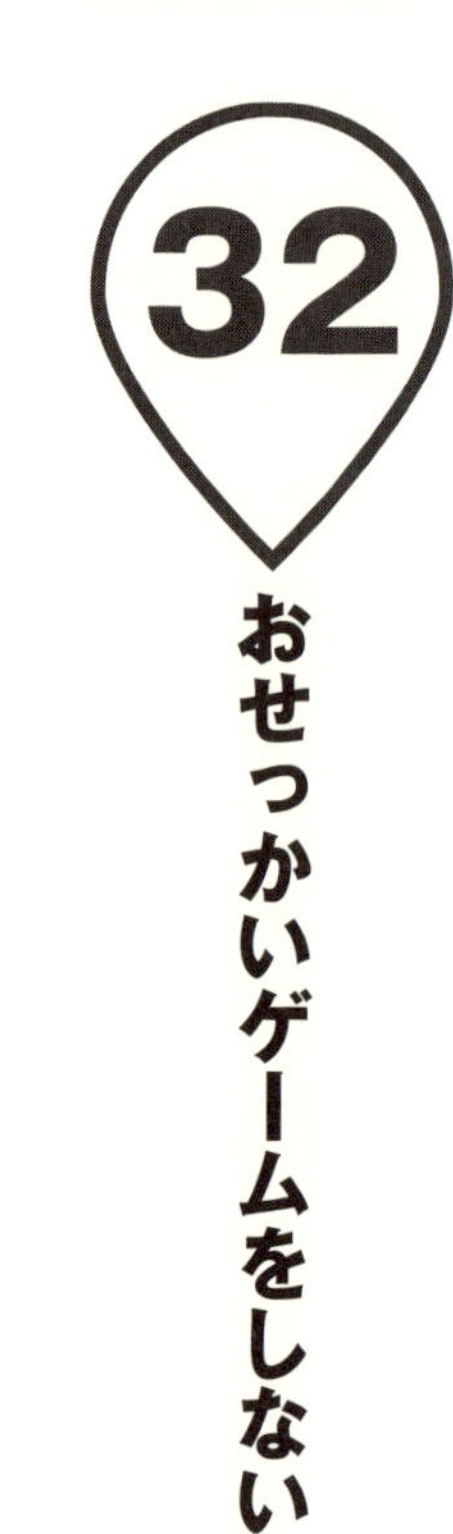

おせっかいゲームをしない

人間関係のゲームには、「救援者」が行う「おせっかいゲーム」というものもあります。救援者は、頼まれてもいないのに、「私が何とかしてあげる」としゃしゃり出て、必要以上のことをしようとします。相手はそんなことまでは望んでいないので、最終的には「なんでこんな余計なことをしてくれたの」と非難されることになってしまうものです。

正義感が強くて優しい人が、気づかぬうちにこのおせっかいゲームをしている場合が多いのです。私のところに相談に来られる方にも、おせっかいしすぎて嫌がられて具合が悪くなることを繰り返している方が何人もいます。

自分では何がいけなかったのか、どうしてこうなってしまうのかわからないまま繰り返します。私は相談者にこのゲームのことを説明して、「これはおせっかいゲームになっていないか？」と自問してもらいます。そうすると、相談者は、自分ではいいと思っていたおせっかいな行動をしないで踏みとどまることができ、この苦しい一連のパターンから脱却できるようになっていきます。

32

世の中には、人間関係の不快なゲームとは気づかずに、本当に多くのゲームが繰り広げられています。夫婦や恋人、親子、職場、近所づきあい、親戚のあいだでは、本当に多くのゲームがなされています。しかし、「これってゲーム？」と気づいたときから、不快なゲームをやめることもできるようになります。

救援者にも犠牲者にも迫害者にもならないと決めれば、ゲームにはまる確率は格段に減っていくでしょう。不快なゲームにはのらない、しかけないと肝に銘じましょう。

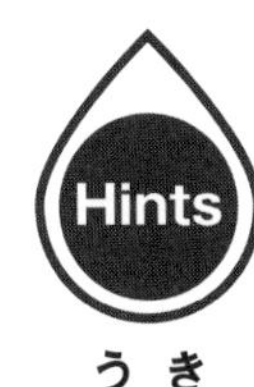

きげんよく生きていくために、不快な人間関係のゲームから脱却しよう！

孤独を感じたら「光の応援団」をイメージする

あなたは孤独を感じたときどうしていますか？

他人の孤独は知ることはできませんが、孤独感を感じている人は多いのかもしれません。

孤独感をうめる方法はいくつかあります。通訳として活躍し、潜在意識活用のワークショップを開いているチャンパックさんが教えてくださった光の応援団をイメージする方法があります。それは、自分を応援している「光の応援団」がスタジアムいっぱいにいることを想像してみることなのです。

横浜スタジアムやさいたまスーパーアリーナなど、頭の中に広いスタジアムを想像してみてください。

今、あなたはスタジアムの真ん中で、観客席にいっぱいの光の応援団が、一斉にあなたに応援を送っているところを想像してみるのです。そしてその応援を、今、受け取ってみてください。

あなたは一人ではありません。

いつでも目に見えない光の応援団がいて、あなたの周りで精一杯の応援を送ってくれています。目を閉じれば、スタジアムいっぱいの応援を受け取ることができるのです。

見えない応援団のいくつかは、あなたの背中に優しく手を当てています。その手を通して、愛と応援のエネルギーを送りながらあなたを支えています。今、その背中を支えてくれている手を感じてみてください。心の中が温かくなるのを感じることはできますか？

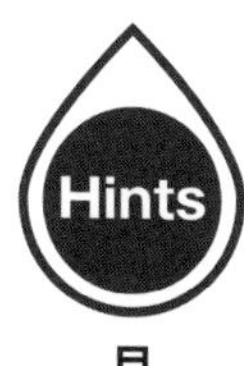

目には見えないけれど、光の応援団はいつでもあなたを応援している。

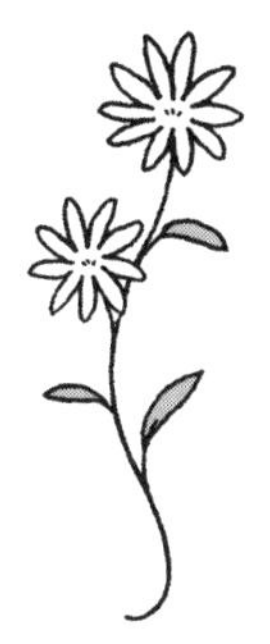

33

34 寂しさを感じたときは誰かへの贈り物を考える

寂しさを感じたときあなたはどうしていますか?

誰かに優しくされないと寂しさを癒やすことができないと思っていませんか。もしそうなら優しくしてくれる相手が必要になるので、思うように自分の寂しさを癒すことができません。ではどうすればいいでしょうか。

その一つとして、500円の使い道を考えてみるという方法があります。

① まずは500円を使って、自分が幸せを感じる使い道を考えてみるのです。どんな使い方ができるでしょうか。ケーキを買う、カフェでお茶する、お菓子を買う……などの500円でできることを考えます。

② 次に500円を使って、誰かに喜んでもらう使い道を考えてみましょう。誰にどんな贈り物をしたら喜んでもらえるでしょうか? 例えば小さな子どもに折り紙を買って折ってあげるとか、相手が好きそうなお菓子やスイーツを選んでプレゼントするとか、素敵なレターセットやカードを買って手紙を書く……など500円で喜

んでもらえることを考えてみるのです。

③　そして、どちらを考えているときのほうが幸せを感じていたか比べてみます。

自分を幸せにしようと思ったら、５００円では足りないと感じた人もいるかもしれません。欲しいものは５００円では買えないものが多いからです。でも、誰かに喜んでもらえる使い道なら、いろいろ思いついたかもしれません。そして、誰かが喜んでくれることを想像したら、自分も嬉しくなりませんでしたか？

寂しさを感じるかどうかは、何を考えているかで決まります。与えられることばかりを望むと、与えられないと寂しくなります。誰かに喜んでもらえることを考えているときには、寂しさは感じないものです。

ですから、寂しいと感じたときは、誰かが嬉しくなるようなことを考えて相手の笑顔を想像すればいいのです。

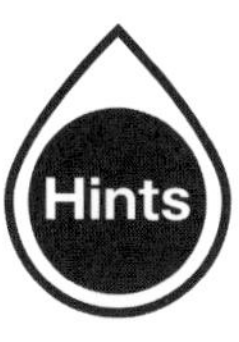

34

寂しくなったときは、誰かが喜ぶことは何かと想像してみよう！

35 虚しさを感じたら自分の存在意義を受け取る

自分は何のためにここにいるのか？　何のために生まれてきたのか？　何のために生きているのか？　そう考えたり、虚しくなったりすることはありませんか？

そんなときには、自分の存在意義を知るイメージワークをやってみましょう。

イメージの中で、人間や地球を創り出した創造主になってみるのです。そして、創造主の視点から、目の前にいる自分は何のために生まれてきたのかと考え、浮かんできたものを伝えるだけのシンプルなイメージワークです。

やり方は次の手順です。

① イスに座ってゆったりとくつろぎます。

② 次に、創造主が前斜め上から自分を見下ろしているところをイメージします。

③ 座っているイスに自分の身体を残して、意識だけが身体から抜け出して、創造主の視点になることをイメージしながら、ゆっくりとイスから立ち上がり、イスの前に立って、自分の身体を見下ろしてみます。

④　そして、創造主の視点から自分を眺めながら、目の前の自分に存在意義があるとしたら、どのような存在意義があるのかと問いかけ、何かが出てくるのを待ちます。時間をかけて大丈夫です。そして、浮かんできたことを言葉にします。

⑤　存在意義が何であるか腑に落ちる言葉をすべて伝えられたと思ったら、ゆっくりと自分の身体に戻って、今、伝えられた存在意義を受け取ってみてください。伝えてくれたことに感謝します。

⑥　ゆっくりと深呼吸をして、自分のペースで、今、ここに意識を戻します。

⑦　忘れないうちに、創造主から受け取った存在意義を書き留めておきましょう。

このイメージワークをやってみると、多くの人が自分の存在意義を受け取ることができます。そして、自分の存在意義に気がつくと、過去の出来事が、どうして自分に起きたのか、大切なことに気づくこともできます。

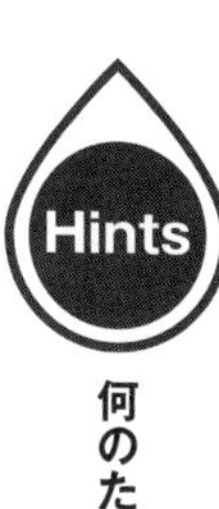

何のために生まれてきたのかに気づくと、勇気が湧いてくる！

不満をギフトに変える

パートナーや上司が「してほしいことをしてくれない」「こうあるべきなのにこうしてくれない」と思ったことはありませんか？　小さな不満がどんどんたまっていくと、ふきげんになっていきます。

特に自分のパートナーや親や子どもや上司など、身近にいる人ほど「こうしてほしい」「こうしてくれて当然だ」という欲求が強いために、その欲求が満たされないときに不満が大きくなります。

しかし上司も、パートナーも、子どもも、親も、あなたの欲求やニーズを満たすために存在しているわけではありませんから、どんどん不満は大きくなってしまうことがあります。

ではどうすればいいのでしょうか？

ここでは不満を持ったときの一つの解消法として、心理学者のチャック・スペザーノ博士が開発した自分も相手も受け入れるステップを紹介します。

①　誰にどのような不満があるのか?
②　その不満と同じことを自分が自分に対して何パーセントしているのか?
③　その不満と同じことを自分が相手に対してどれぐらいしているのか?
④　文句や不満があるということは、自分が相手に対して贈ることができるギフトがあるということでもあります。それはどのようなギフトなのかと考えてみます。
⑤　自分の中に愛が溢れていることを想像してください。あなたは愛の存在として相手に愛とともにギフトを送ることができます。自分が思いついたギフトを相手に与えているところを想像してみます。このことをするだけで、相手との関係性に幸せな変化が生じ始めます。

不満を感じているときは、自分が与えていないということだと、チャック・スペザーノ博士は言います。与えることと受け取ることはセットなのですから。

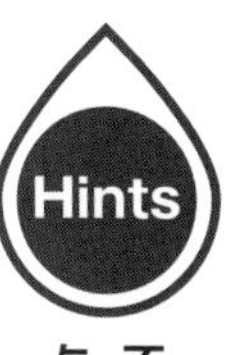

36

不満を感じているときは、相手を変えようとするよりも、自分が相手に与えることができることを考えてみよう!

ごきげんでいるために問題を素早く解決する

堂々巡りから脱け出す五つの質問

あなたは困ったことがあったとき、どうしていますか？

悩んでも考えても、頭の中で考えが堂々巡りしてしまって、なかなか解決できないこともあります。そんなとき自分自身に順番に五つの質問をしていくことで、頭の中を整理しながら本当に求めている解決策を見つけ出すことができます。

①　**解決したいことは何？**

解決したい問題を一つ選びます。

②　**本当はどうしたかったの？**

この質問を自分自身に問うことで、目先の勝ち負けなどではなく、もっと深いところで自分が求めている「本当はどうしたかったのか」に気づくことができます。

③　**望む結果に近づくために今とは違う何ができるの？　他には？**

こう自分に質問しながら望む結果に近づいていく策を三つ以上見つけていきます。

④　**その中のどの方法をやってみる？**

一つずつ、出てきた解決策を試しているところを頭の中にイメージしながら、うまくいきそうな方法を選びます。一つでも二つでも三つでも大丈夫です。もしすべてが却下された場合は、もう一度望む結果に近づく方法を三つ以上考えるところからやり直して、自分で納得のいく解決策を見つけていきます。

⑤ **選んだ方法を活用すると未来はどのように変わるの？**

選んだ方法を活用しながら、未来の自分が望む結果を現実のものにしているところをイメージします。

これらの五つの質問を使うことで堂々巡りしていた考えを整理しながら、本当に求めているゴールにたどり着くことができます。

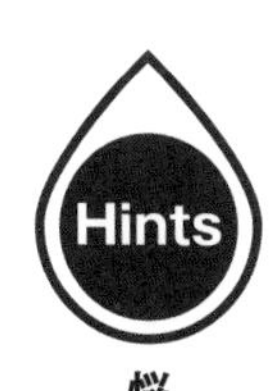

悩んだときは、自分に五つの質問をしてみよう。

37

悩んでいるところから前に進む方法

考えてもなかなか解決策を見つけ出せずに悶々としたまま時間が過ぎていくことは、誰にでもあると思います。そんなときに五つの視点から情報を整理し、悩みから脱けだす一歩を見つけ出す方法があります。

まず5枚の紙（サイズは自由）を用意しましょう。

① 解決したい問題を思い浮かべます。

② 5枚の紙それぞれに**「現状」「原因」「目標」「役立つもの」「結果」**と五つの視点を書き、床の上に横に並べます。それぞれの紙には、次の質問も書いておくと考えがまとまりやすくなります。解決したい問題について、情報を整理し、視野を広げ、考えを深めてみます。

「現状」 現状はどうなっているのか？ 今の状況、周囲の状況はどうか？

「原因」 現状の問題をつくりだしている隠された要因は何か？ 現状と問題の因果関係は何か？

「目標」 自分はどうなりたいのか？　望ましい状態や目標は何か？

「役立つもの」 原因や現状を変化させて目標を達成するために役立つものは何か？

すでに持っているものは何か？　これから必要なものは何か？

「結果」 目標達成したことによって得るものは何か？　目標を達成したときの自分の反応や周囲の反応は？　さらに生まれてくる可能性は？
③　確実な一歩が見つかるまで、それぞれの紙に視点を移し、考えを深めてみましょう。
④　五つの視点で得た考えを整理し、別の紙に書き留めましょう。
これはＮＬＰという心理学で開発されたメソッドです。

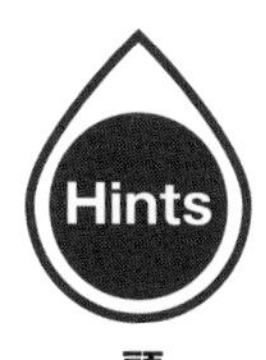

頭の中で悩むより五つの視点から考えを整理してみる。

心が疲れたら自然からメッセージをもらう

心が疲れてしまったと感じたときどうしていますか?

そんなときには、プロセス指向心理学のアーノルド・ミンデル博士が開発した、自然の一部分になりきって自分に必要なメッセージをきいてみる方法が役に立ちます。心が疲れたと感じたときに私自身もよく使っている方法です。

① まず、自然の中の何になるのかを選びます。海、山、川、空、太陽、光、風、雲など、なんでもいいのでピンとくるものを一つ選びます。

② 自分が選んだ自然の一部分になりきっているところをイメージしてみます。数分間、そのものになりきったイメージを続けます。

③ 充分にそのものになりきったら、「今の自分に必要なメッセージは何か?」となりきっている自然にきいてみるのです。そして浮かんできたメッセージを受け取ります。

例えば、風になって自由に吹き渡っているところをイメージします。そして、風が自分にどんなメッセージをくれるのかと耳を澄ましてみるのです。すると、「風のように自由を感じていいよ」「もっと自由でいいよ。あなたは自由に動けるよ」「雲のように力を抜いて、身をゆだねて流されていっても大丈夫」というメッセージを受け取ることができるかもしれません。

「木のようにまだまだ成長していけるよ」「海は深いから表面は嵐でも、海底は穏やかだよ」など、自分に必要なメッセージを受け取ることができるのです。

現実レベルでの解決策を見つけることができないような問題であっても、今の自分に必要なメッセージを受け取ることができるでしょう。

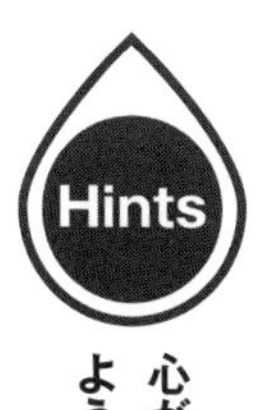

心が疲れたときは、自分が自然の一部になりきったところを想像してみよう。

問題解決法を導き出す「そして」で繋ぐストーリー

考えても考えても名案が見つからないときがありますよね。暗闇のトンネルの出口が見つからないような、袋小路に入ってしまったようなときがあります。そんなときは、恩師の岡野嘉宏先生に教えていただいた方法を試してみてください。

用意するものは紙と筆記用具です。

① まず、自分の問題ですが主語をあえて三人称単数形にして表現します。男性であれば「彼は」、女性であれば「彼女は」で始まります。

例えば、「彼女は○○について悩んでいます。」というように書きます。

② 次に、この文章を「**そして**」という接続詞を使いながら文章をどんどん書き進めていきます。使ってはいけないNGワードは、「しかし」と「けれども」です。「しかし」や「けれども」が使いたくなっても使わずに、必ず「そして」で接続しながら文章を書き進めてください。

例　彼は○○ということに悩んでいました。

そして、彼は思いつく解決方法を全部書き出してみることにしました。

そして、書き出した解決方法を上から全部やってみることにしました。

　そして、いくつかの方法を試してみて、……

という感じで書いていきます。

すると、紙いっぱいに文章を書き終えたときには、その文章の中に解決策やその解決策を行動に移すとどうなるのかが描かれているのです。

あなたが書いた「そして」で繋ぐストーリーを読めば、解決策も自分が何をすればいいのかも、それを行動に移すと未来がどのように拓けていくのかもわかります。

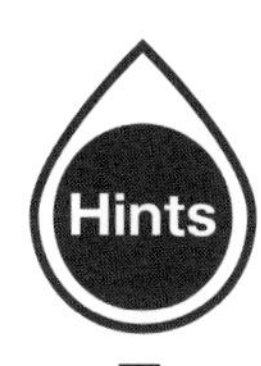

「そして」で繋ぎながら文章を書き進めると解決策が見えてくる！

40

不安なときは4コマストーリーで自分の未来を知る

先の見えない不安が大きくなることはありませんか?

自分の未来はどうなってしまうのだろうか?

今の苦しみはいつまで続くのか? 今の努力が報われる日は来るのか?

そんなふうに漠然とした不安がぬぐいされないときもあるかと思います。

そんなときには、アーノルド・ミンデル博士が開発した4コマストーリーを絵やマンガで描きながら未来を知り、安心を取り戻す方法を試してみませんか。

まず、紙と鉛筆を用意しましょう。

① 紙の真ん中に縦線と横線を1本ずつひいて、4等分します。そして左上の隅に①、右上の隅に②、右下の隅に③、左下の隅に④と書き入れます。

② 左上の枠に、自分が今の仕事や活動をしようと決めたきっかけとなる出来事の絵を描きます。「マンガなんて描けないよ」「絵が下手だから」と心配しなくても大丈夫です。うまく描く必要はまったくありませんから。

③　そこからどのように展開していくのかを考えて浮かんだ場面の絵を、右上に描きます。

④　次にどのように展開するのかを想像して、右下にその場面を描きます。

⑤　その次はどのように展開するのかを考えて、左下にその場面を描きます。もっと先の場面が必要な人は、もう1枚紙を用意して描いてください。

⑥　描けた展開を眺めてみましょう。そして現在は、どの時点にいるのかと考えてみてください。

⑦　今感じていることを、じっくり味わいましょう。

この手法をやってみると、描いた絵を見ながらこんなふうに自分の未来は展開していくのだなということがわかって安心できます。そして、不安が消えた状態で毎日生活できるようになります。

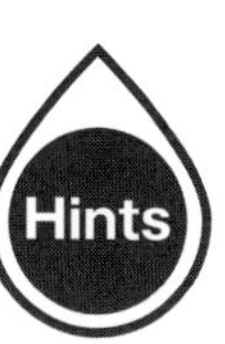

41

先の見えない不安なときも４コマストーリーを描けば、自分がどこに向かっているのかわかって安心できる！

42 くじけそうになったら三人のメンターに相談する

もし、誰にでもアドバイスを求められるとしたら、誰にアドバイスをもらいたいでしょうか？

想像上でアドバイスをもらうので、あなたが想像できる人であれば誰からでも助言を受け取ることができます。

① まず自分が問題だと感じている事柄についてポジティブな助言をくれそうなメンターを三人選びます。尊敬する人やスポーツ選手や歴史上の人物、映画やドラマに出てくる主人公やキャラクター、自分の好きな動物や自然の一部などでもかまいませんので、助言をもらいたい対象を自由に三人選んでください。

② 三人にどの場所から自分にメッセージをしてもらいたいのかという配置を決めます。

例えば、正面からは○○さん、右側から☆☆さん、左前方から□□さん。というようにです。

③ 誰から助言をもらうのか順番を決めます。

④ 最初の助言者の位置に行きます。そして、その助言者になりきって、自分の位置にいる自分に向かって何を伝えたいのか言葉にして伝えてみましょう。
伝え終わったら自分の位置に戻って、今のメッセージを受け取ります。

二人目、三人目も同じように配置した場所に行って、その人になりきって自分に向かってメッセージを伝えます。そして、自分の位置に戻ってそのメッセージをしっかり受け止めます。

⑤ 次にそれぞれの場所からジェスチャーなどを使って言葉では伝えきれない思いを非言語で伝えてみましょう。
それぞれがどのような気持ちを伝えてくれるでしょうか。

⑥ ①〜⑤のやりとりを客観的に見られる位置に立ちます。
そして、今伝えられた言語と非言語のメッセージの共通メッセージを考えてワンメッセージにしてみましょう。

⑦ もう一度それぞれのメンターが配置された場所から、それぞれのメンターになりきって、その共通するメッセージを自分自身の場所に向かって伝えます。そして自分の場所に戻ってそれを受け取ってください。

⑧　自分の場所に戻り、今、三人にもらったメッセージが身体の中に光のように広がっていくところをイメージします。

⑨　再び最初に抱えていた問題について考えてみます。その問題についての意識がどのように変化したのかを確認してみましょう。

この方法を試してみると、涙が出るほど嬉しい言葉を受け取ることができて、勇気とやる気も湧いてきます。

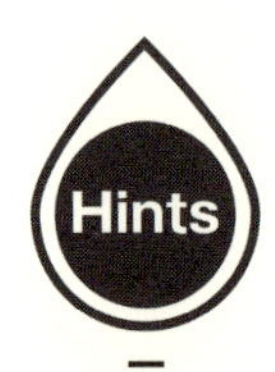

三人のメンターからのメッセージが、あなたに希望を届けてくれます！

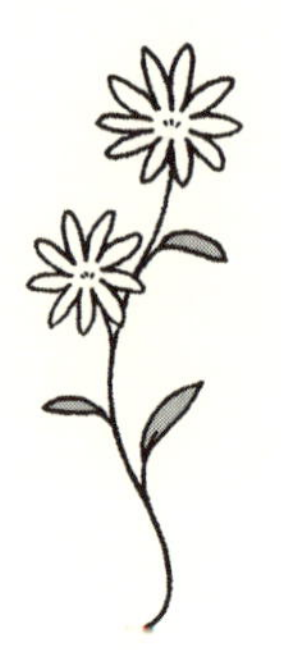

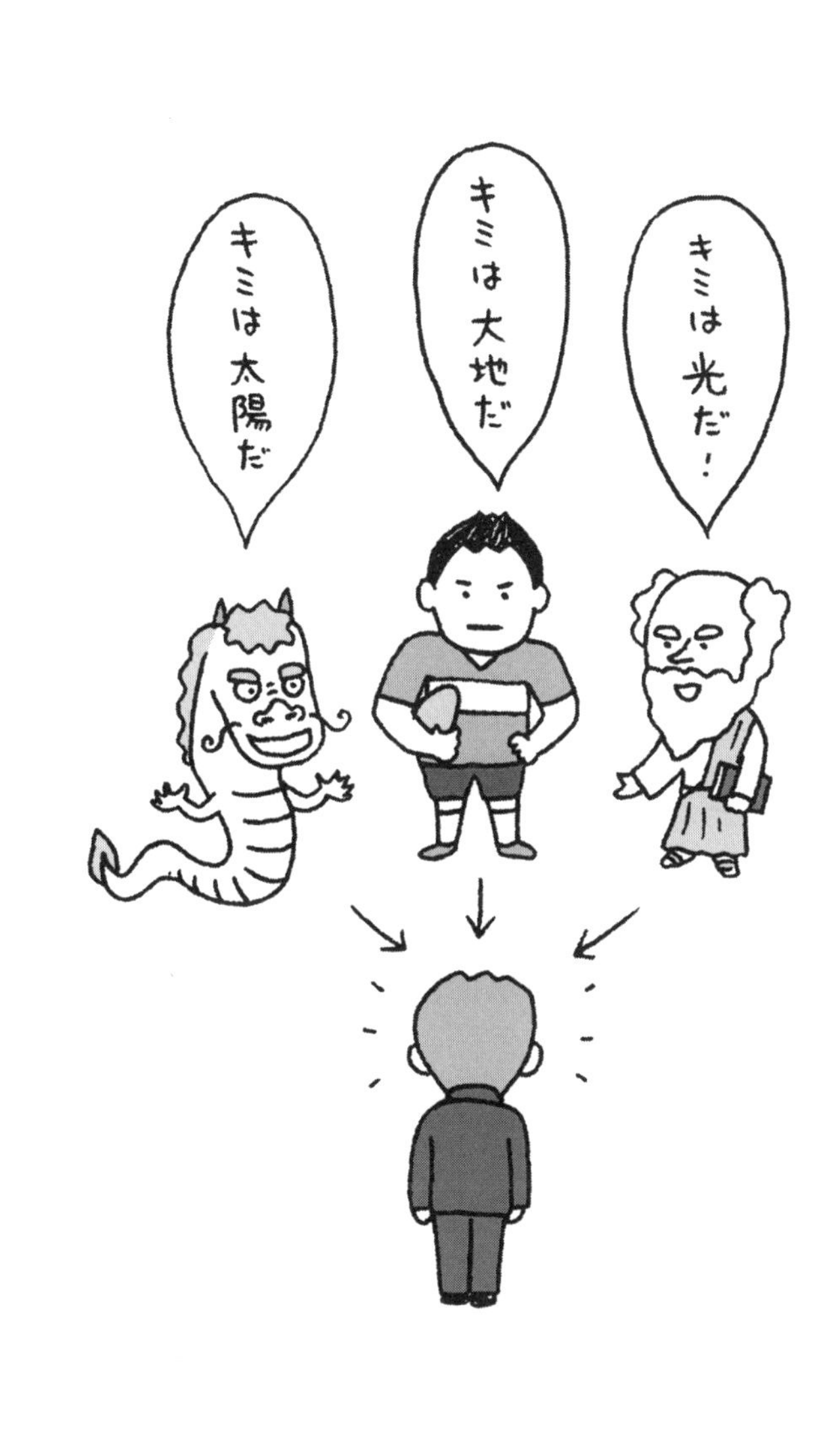
キミは光だ！
キミは大地だ
キミは太陽だ

解決法が何もないときは潜在意識を活用する

潜在意識という言葉はご存知ですか？　私がこの言葉に出合ったのは、仕事で悩んでいたときのこと。ある方から紹介された本に、潜在意識の活用法が書いてあったのです。

私は22歳のときに大きなイベントでMCを任されましたが、人前で話すことが苦手だったので、声が出なくなってしまったのです。どうやって克服できるか悩んでいるとき、潜在意識の活用法を試してみたら、声を出せるようになっていきました。

最近では、相談に来られる方の悩みが八方ふさがりなときには、一つの試みとして潜在意識の活用法を試してもらっています。今回は簡単にできる方法を紹介します。

① **グラウンディングといって自分のエネルギーが地球の核とつながるイメージをする**

② **①がハートのエネルギーと繋がって光になるイメージをする**

③ **自分の光のエネルギーが、上に上に伸びていくところをイメージする**
その エネルギーは、頭の上からさらに伸び、部屋を突き抜けて、空へと伸びて、さらに空を高く昇り、宇宙にまでどんどん伸びていくところをイメージします。

宇宙のさらにその上に突き抜けると、光の雲海にたどり着いたところをイメージ。

④ **そこで、自分の願いを伝える**

「どのようにかはわかりません。ただ私が知っているのは、○○という私の願いがよりよい方法で叶っていくということです。そして、私は満たされています」

という言葉で伝えることがポイントです。

⑤ **その願いが光となって、光の海に広がっていくところをイメージする**

後のことはすべて宇宙にお任せし、手放し、ゆだねます。

⑥ **ゆっくりと自分の身体に向かって降りてくるところをイメージする**

身体に戻ってきたら、不必要なものは手放し、必要なものは取り込んで細胞レベルで変化が起きていることをイメージしてみます。

⑦ **ゆっくり呼吸をしながら、今いる場所に意識を戻す**

これは、ホリスティックヘルスの第一人者アサラ・ラブジョイ氏が開発した手法です。

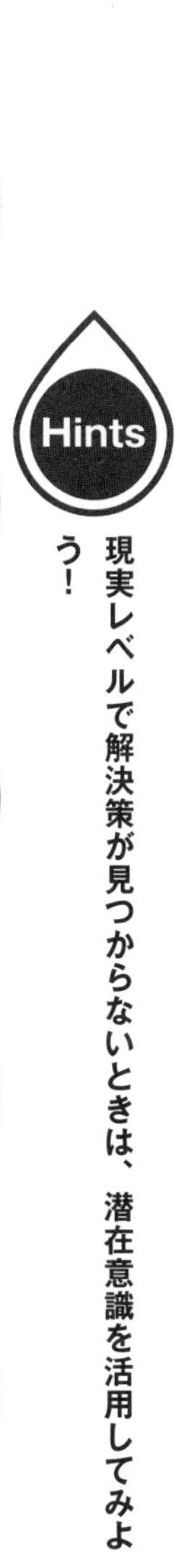

現実レベルで解決策が見つからないときは、潜在意識を活用してみよう！

44 もうどうにもならないと思ったら

私たちの人生の中には、もうどうにもならないというような重大な悩みを抱えることがあります。そんなときは、自分一人でその悩みを抱えるのではなく、もっと大いなるものにその悩みをゆだねる気持ちを持ってみてください。そうすることで心の苦しみを軽減することができます。

ものすごく頼りになる存在が、相談にのってくれ、なんとかしてくれると思ったら安心できますよね。そんな頼りになる人が思いつかなくても大丈夫です。

例えば、天使が持っている器の中に、自分の悩みを入れて天にゆだねるイメージをしてみましょう。天使がその悩みを大いなる存在のところに運んで、何とかしてもらえると想像してみるのです。

自分の力では解決できないと思えるものは、すべて器に入れて引き受けてもらいましょう。そして、「このことは私の手から離れて、すべてはうまくいく方向に動き出した」とか、「このことは最善の結果に進んでいく」と思うことが大事です。

この天使の器のイメージは、チャンパックさんから教えていただきました。これをすることで自分の心を軽くすることと、自分の心の苦しみを軽減することができるのです。

この方法を試していただいた人から、「しばらくして結果的によい形で乗り越えられました」という報告が届くことが多いのです。大きな悩みを抱えていたら、ぜひ試してみてください。

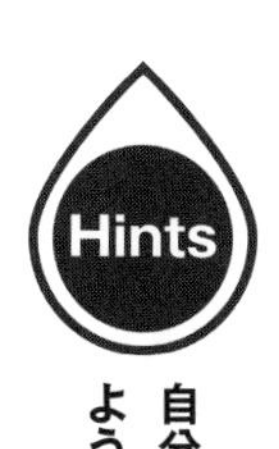

自分では抱えきれない悩みは、天使の器に入れて大いなるものにゆだねよう！

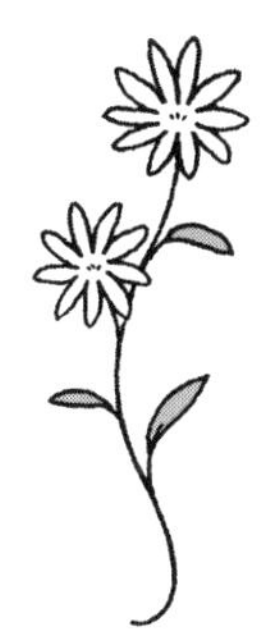

44

最善の方法は未来の自分が知っている

私たちはどんなときでも自分に必要な答えが自分の中にあります。気分がブルーなときも、大きな問題を抱えているときも、それらを理想的な形で解決した未来の自分をイメージしてアドバイスをもらうと、自分に必要な答えを受け取ることができます。

未来の自分からのメッセージは、勇気や希望を与えてくれる言葉になります。次のやり方で未来の自分をイメージして、自分にとって必要な言葉を受け取りましょう。

① 理想的な形で解決した未来に今から行きます。それはいつで、どこでしょうか?

② 行き先が決まったらタイムマシンに乗って未来に飛んでいきます。

どのような形のタイムマシンでもかまいません。あなたが想像したタイムマシンに、今、あなたは乗っています。そしてタイムマシンはゆっくりと宙に浮かび上がると、未来に向かって動き出しました。

しばらく飛んでいくと、問題が理想的な形で解決した未来に到着しました。そこには何があるでしょうか。辺りには何があるのかを見回してみてください。

あなたはそこで何をしているのでしょうか？　周りには誰がいるのでしょうか？　どのような会話をしているのでしょうか？　どのような音が聞こえているのでしょうか？　そのとき身体で感じているフィーリングはどのようなものでしょうか？　そのフィーリングを感じてみてください。

③自分がどのような行動を取ったから、その問題が解決した未来にたどり着いたのでしょうか？　そのヒントのいくつかを未来の自分に教えてもらってください。

④受け取ったら、大切なことを伝えてくれた未来の自分に感謝を伝えてください。未来の自分から、今の自分に何かメッセージがあるとしたら、どんなメッセージをくれるでしょうか？　メッセージを受け取ってみてください。

⑤もう一度タイムマシンに乗り込んで、ゆっくりと現在の場所に戻ってきてください。

⑥忘れないうちに、今もらった未来の自分からのメッセージやヒントを書き留めておきましょう。

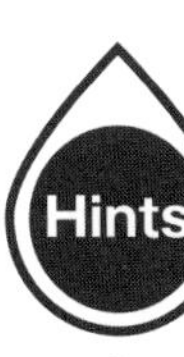

未来の自分が最善の方法を教えてくれる。

45

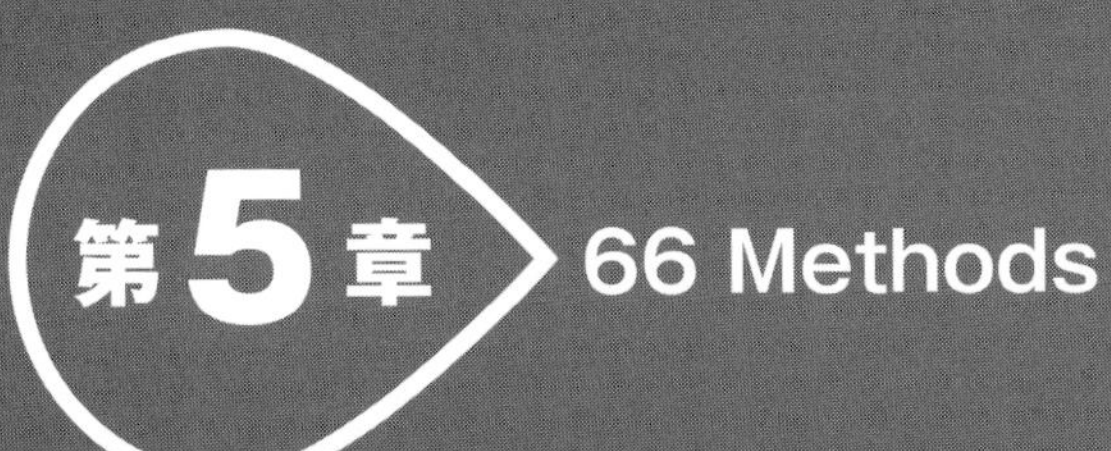

「ごきげんスイッチ」を入れる

46 よかったことを三つ見つける

朝起きてから今までの時間で、よかったことをリストアップするとしたら、どのようなよかったことを見つけることができますか?

できればここで、実際に見つけてみてください。

セミナーの中で、3分間でどれだけよかったことを見つけられるのかという課題をしていただくことがあります。今までの最高は、17個です。

17個を挙げた方にリストの内容を聞いてみました。すると「朝起きられたこと」「電車がいつもよりすいていたこと」「朝ごはんを食べられたこと」「天気がよくて気持ちよかったこと」などでした。よかったことをたくさんリストアップできるかどうかは、日常の中のささいなことをよかったこととして認識できるかどうかが、鍵となっているようです。

もう一つの鍵は、日常生活の中でどちらに目を向けているのかという習慣にも大きく左右されます。

私たちは、自分にとってよいと思うことに意識が向いているのか、それともよくないと思う方向に意識が向いているのかで大きく気分が変わります。この意識が向いている方向は習慣でもあるので、人によって傾向が違います。気分がよくなる方向に意識を向けていく練習をしていくと、気分がよくなる時間も長くなっていくのです。

1日に三つのよかったことを見つける課題を1週間続けていくと、よいことを見つける脳の神経ネットワークが形成強化されるため、その後もよかったことを見つけるようになって気分がよくなっていくことがわかっています。

毎朝、毎晩、夜寝る前の習慣として、あるいは移動時間やちょっとした待ち時間に、よかったことを三つ見つける練習をしてみたらいかがでしょうか。

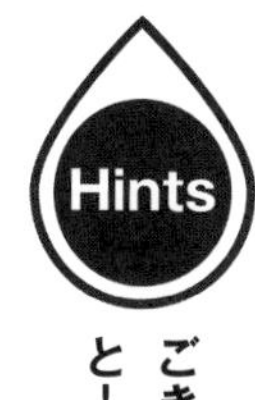

ごきげんでいるための簡単な方法は、よかったことを三つ見つけること！

ごきげんでいるために最高のゴールをイメージする!

日常生活の中では、さまざまなトラブルや問題に直面することもあります。そんなとき、私たちはどのように反応しているでしょうか?

最悪の展開を想定しながら対処するのと、最高のゴールをイメージしながら対処するのでは、気分も行動も結果も大きく変わってきます。どんなときでもできることは、解決後の最高のゴールをイメージすることなのです。

そのとき必要な問いは次の三つです。

① このことに関して最高のゴールがあるとすれば、それはどのようなゴールか?

② 最高のゴールに近づくために、今の自分にできることは何か?

③ 最高のゴールに近づくために、やってはいけないことは何か?

この三つの質問を自分自身に問いかけながら、答えを見つけて行動するのとしないのとでは、たどり着くところが違うのです。

サッカーの本田圭佑選手は、これまでに大きな挫折が何度もありました。膝の半月板損傷を負ったときでさえも、彼がイメージしたものは最高のゴールでした。彼が口にしたのは、「この半月板損傷という出来事をチャンスに変えて、世界一のサッカー選手にふさわしい肉体に改造しようと思う」という言葉だったのです。

サッカーを続けていけるのかわからない不安な状況であったにも関わらず、膝の大怪我という出来事さえも最高のゴールに向けてのチャンスと位置づけ、目の前にあるできることを積み重ねながら、世界のトップチームで活躍する選手となりました。

人間関係のトラブルや仕事のミス、けがや病気など、自分にとってありがたくない出来事は、誰の日常の中にも起こることだと思います。

そんなときに、「最悪……。もう自分にはどうすることもできない。もう終わりだ……」と認識し、あきらめて終わりにすることもできれば、「ここから最高のゴールに向けてV字に事態を好転させよう」と決めるかは、あなたの考え方次第なのです。

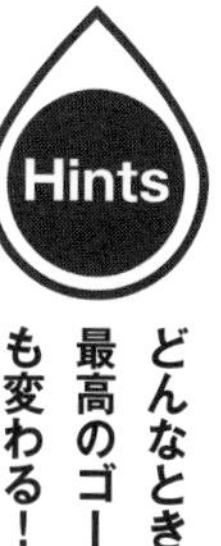

47

どんなときでも最高のゴールを目指すことはできる！最高のゴールをイメージすると気分も前向きになり、たどり着くところも変わる！

48 自分をごきげんにする問いを持つ

あなたは心の中に、どのような問いがよく浮かんできますか？

例えば、「なぜできないのだろう？」とか「どうしてこんなことになるのだろう？」という問いが聞こえているときは、あまりいい気分にはならないと思います。

「どんなふうにできるようになっていくかな？」とか「その先にどんないいことが待っているかな？」という問いが聞こえてくるなら、幸せな気分になると思います。

心の中に聞こえてくる問いのバリエーションを少し変えるだけで、気分が大きく変わります。多くの人は、自分にどのような問いが聞こえているのかにさえ、気づいていないのです。

毎日ごきげんでいられるように、気分がよくなる問いをたくさん見つけていきましょう。

☆　どうすればできるようになるかな？
☆　どんなふうにできるようになっていくかな？
☆　これを頑張ると、その先にどんないいことが待ってる？

☆　自分へのご褒美は何がいい？
☆　幸せな未来のために、今日何をする？
☆　何でも叶うとしたら、何を叶えたい？
☆　私にとっての幸せって何と何？
☆　今までで一番嬉しかったことは何？
☆　人生の中で自分が成長できたのはどんなとき？
☆　私の未来は、どんなふうに予想を上回っていくのだろうか？
☆　何で名前を知られたら嬉しいかな？
あなたのお気に入りの質問を書いておきましょう。

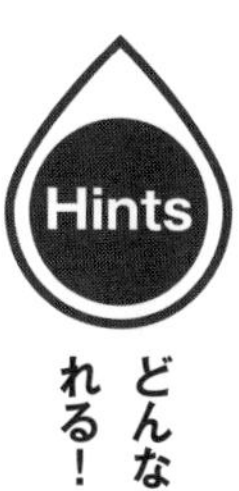

どんなときでも気分のよくなる質問を使うと、幸せな気分に切り替えられる！

気持ちを切り替えるパワフルな方法

落ち込んだ気持ちを切り替えたいとき、あなたはどのような方法を使っていますか？

ここでは感謝を活用した気持ちの切り替え方と心の整え方を紹介します。

人は感謝しながら同時に落ち込むことができないので、感謝を見つけることは気持ちの切り替えに最適なのです。私自身も気持ちを切り替える必要があるときには次の方法を行っています。

① **今までの人生で自分が感謝したいと思うことを思い出す**

【例】
・私が絶望していたときに手を差し伸べてくれた恩師に感謝
・はじめての本を出版してくれた担当編集者に感謝
・困っていたときに励まし続けてくれた友人に感謝

② **日常の中に小さな感謝を見つけてみる**

【例】

・気持ちのよいお天気に感謝
・鳥のさえずりが聞こえたことに感謝
・味噌汁が美味しくできたことに感謝

③ **自分にとって不運だったと思うことや嫌な出来事の中に感謝を見つけてみる**

【例】
・自分がやりたかった仕事をやらせてもらえない
↓もっと準備して本当の意味で実力をつけることが必要だと気づかせてもらえたことに感謝
・苦手な人がいて心が重い
↓苦手意識を克服するために自分に何ができるのかを考える機会に感謝
↓自分の人間関係のパターンを見直すことができることに感謝

④ **自分が望んでいる未来を思い描いて、その未来が実現することに感謝する**

【例】
・取り組んでいる仕事がうまくいって、達成感と充実感を感じられることに感謝
・取り組んでいる仕事がうまくいって、お客様からたくさんの喜びの声を聞かせていただけることに感謝

・今回の仕事が認められて、次のステージの仕事に大抜擢されたことに感謝

未来に関することは妄想でかまいませんので、起きたこととして感謝していきます。

感謝しているときはとても気分がいいものです。感謝で気持ちを切り替えていい気分でいることで、運気が回復するようにいいことが起こり始めます。

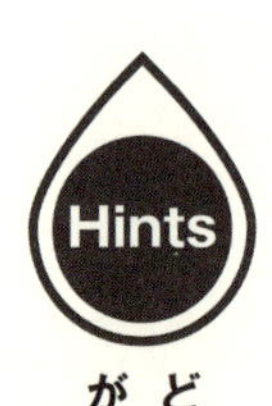

どんなことの中にでも感謝が見つけられると、気分が大きく変わり運気が好転する！

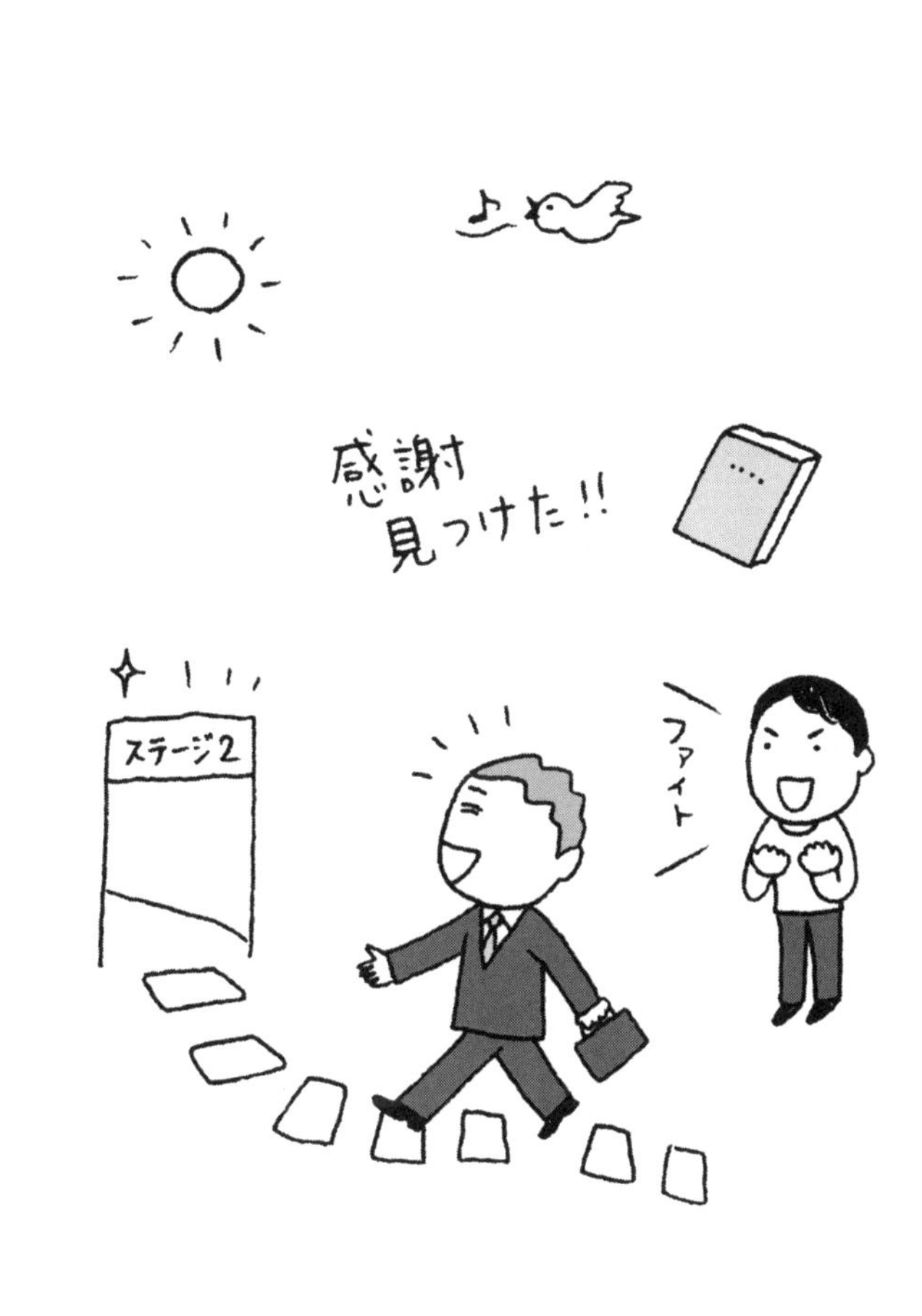
感謝
見つけた!!
ステージ2
ファイト

ごきげんでいるためにセルフイメージを見直す！

あなたは自分のことをどのような存在だと思っていますか？

例えば、「シャイで恥ずかしがりや、人前で話すのが苦手で、内向的で人の影に隠れていたいタイプ」というように、自分のことを詳しく描写してみるとわかると思います。

自分のことをどのようにとらえているのかというセルフイメージは、仕事にもプライベートの生活にもとても大きな影響を与えています。

セルフイメージを少し変化させるだけで、気分が変わるだけでなく、想像を超えた未来さえも手にすることも可能になります。

夢が実現した未来をイメージしてセルフイメージを書き換えるメンタルトレーニングをやってみましょう。

次の質問にしたがって、一歩踏み出しながら自分の夢が実現した未来の自分をイメージしていくと、そのプロセスの中でセルフイメージが切り替わっていきます。
① 一歩前に踏み出すと、夢が実現した未来にいます。

そこはどこですか？
周りには何が見えますか？
どのような姿の自分が見えるでしょうか？
誰かと一緒ですか？
どんな音が聞こえるでしょうか？
誰とどんな会話をしていますか？
自分の心の声は、何と言っているのでしょうか？
そのときの身体の感じは、どうですか？
そのときの感情を充分感じてみることはできますか？

②一歩踏み出し、夢が実現したあなたは、どのような行動をとっているのでしょうか？
③一歩踏み出し、夢が実現したあなたは、どのような能力を持っているのでしょうか？
④一歩踏み出し、夢が実現したあなたは、どのような考え方をしているのでしょうか？
⑤一歩踏み出し、夢が実現したあなたは、自分のことをどのようなことができる自分なのだと思っているのでしょうか？
⑥あなたのこの人生でのミッション（使命）は何でしょうか？
⑦180度向きを変えます。一歩踏み出し、夢が実現したあなたは、自分のことをど

のようなことができる自分なのだと思っているのでしょうか？

⑧ 一歩踏み出し、夢が実現したあなたは、どのような考え方をしているのでしょうか？

⑨ 一歩踏み出し、夢が実現したあなたは、どのような能力を持っているのでしょうか？

⑩ 一歩踏み出し、夢が実現したあなたは、どのような行動をとっているのでしょうか？

⑪ 一歩踏み出し、夢が実現したあなたは、どのような環境の中にいますか？

これはアメリカの心理学者ロバート・ディルツ氏が開発したニューロロジカルレベルを活用したプログラムです。

それぞれの問いの段階は「知覚のフィルター」と呼んでいます。この知覚のフィルターを①→②→③→④→⑤と体験し、⑥の「人生のミッション」まで行くと、⑦〜⑪は①〜⑤と同じフィルター（質問）なのですが、見える景色やイメージが変わります。一歩ずつ前に進みながら問いの答えをイメージするだけでセルフイメージが切り替わり、幸せな未来につながっていきます。

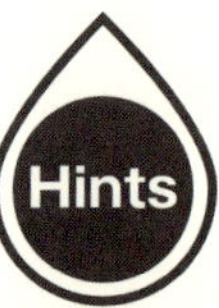

夢が実現した未来をイメージの中で体験すると、夢を実現することが可能な自分へとセルフイメージが変化する！

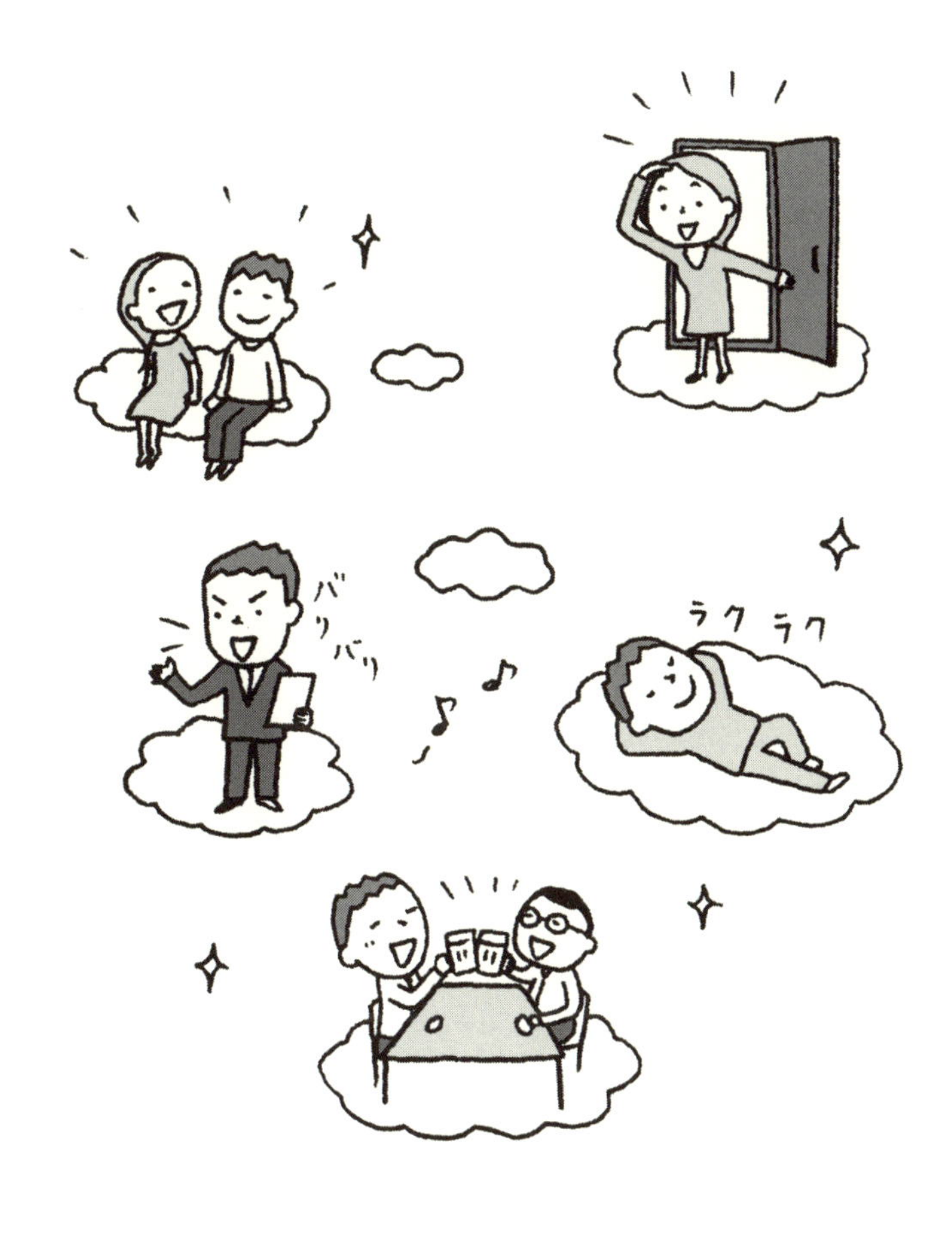
バリバリ
ラク ラク

好きなことを生活に取り入れる！

好きなことやその要素を、日常生活の中に取り入れると毎日がもっとハッピーになります。もっとごきげんレベルをあげてハッピーな気分で日常を過ごせるように、好きなことの取り入れ方をご紹介します。

① 好きなことリスト、楽しいことリスト、嬉しくなることリスト、感動することリストを書き出していきます。

リストですから、できるだけたくさんのことをリストアップしてください。ネコ、お花、動物の赤ちゃん、イラスト、写真、本、料理など。

② リストを見ながら、それぞれのどのような要素が自分にとって大切なのかという視点でみていきます。

例えば、「ネコが好き」と書いてあったとしたら、ネコのどんな部分が自分を好きだと思わせているのかと考えるのです。可愛い、癒される、自分の中の優しさと繋がれる、命の温もりを感じるなど、自分にとってこの要素が大切だと思うものを見つけて書き出していきます。

リストアップに書き出したもの一つひとつに対して、自分にとって大切な要素は何か探していきましょう。

③書き出された要素を眺め、どの要素が自分にとって重要な要素なのかを考えてみます。例えば、癒される感じ、温かい感じ、可愛さなどです。

④自分にとって大切な要素を日常のどこに導入できるのかと考えてみます。すると、今までと同じ日常が、違う見え方をしてくるのです。
例えば、仕事の中にネコの可愛さを取り入れてみればいいのです。ペンケースをネコのイラスト入りにすれば、いつでもネコを思い出し幸せな気持ちになれますね。

⑤意識的に要素を日常に取り入れると、今までの生活がさらに楽しさがアップし、ごきげんになっていきます。

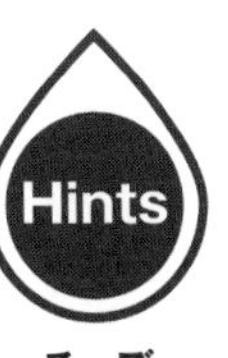

ごきげんな生活ができるように、どのような要素を日常に取り入れられるのか考えて実践してみよう！

ときめくために実現したい夢10

あなたの毎日はどれぐらいときめいていますか?

自分の歩く先に、自分の望む未来が待っていると思えるとき、私たちの毎日は輝きだし、ときめきと共に過ごせるようになります。しかも、毎朝起きるときに、今日はこれをやろうという自分がやりたいことがある人は、ごきげんでいる時間も長く、しかも長生きするそうです。

毎日がときめくキラキラした未来の見つけ方をご紹介します。

まず、紙と筆記用具を用意します。

① 紙の真ん中に円を描きます。そして、真上からスタートして、一周まわった真上がゴールというような矢印を書き入れます。

② 真上に予定寿命を書き入れます。100歳まで生きるのであれば、100と書きます。

③ 現在の年齢の辺りに点をつけます。点から先は、あなたの未来です。

④　あなたが実現したいことを何でも実現できるカードを10枚もらったとして、その10枚を使って、何歳で何を実現したいのかを、紙に書き出していきましょう。10個の夢が決まっていなくても大丈夫です。書きながら考えていきましょう。考えて書いていくだけでもときめいてきます。

⑤　10個の実現したい夢をいつ叶えるのか書き出したものを見て、自分の未来にタイトルをつけます。小説のタイトルのようにときめくようなタイトルを考えて、円の真ん中に書いてください。

⑥　実現した未来を想像してみましょう。

実現したいことが見つかって、その夢が実現することころを想像すると、ときめき指数が上がっていきます。夢が実現した未来を、いつでも思い出せると幸せな気分になります。

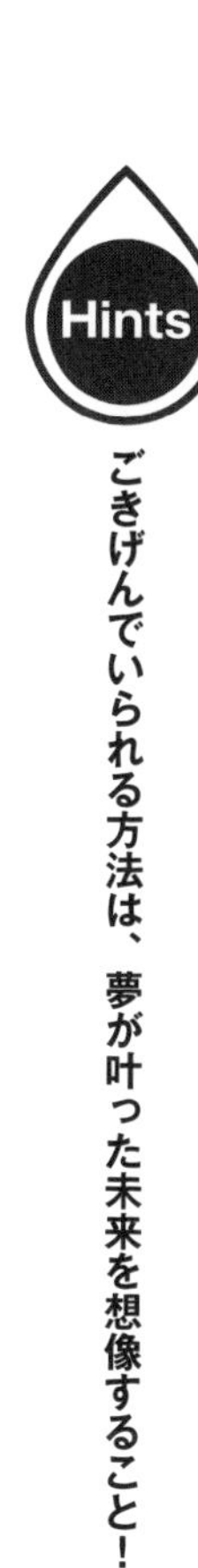

ときめきとやる気を持続する夢のコラージュ

私たちの情熱の温度は毎日変わります。ですから、ときめきややる気を持続するために、「夢のコラージュ」をつくりましょう。

台紙となる紙に、自分の好きだと思うものの写真や雑誌の切り抜きなどをどんどん切り抜いて貼るもよし、未来に実現したいことのイメージ写真を貼るもよし、自分がほしいものの写真を貼るのでもいいのです。

コラージュをつくる作業も幸せな気分になれますし、できたコラージュを眺めているだけでも幸せな気分になります。

① 台紙を用意します。少し大きめの紙がいいでしょう。画用紙でもカレンダーの裏紙でも大丈夫。はさみとのりも用意しましょう。

② 貼るものを用意しましょう。切り抜いてもいい旅行のパンフレットや通販カタログや雑誌を用意します。インターネットで検索して、お目当ての画像を見つけてプリントアウトすると、自分がほしい写真をそろえることができます。合成写真をつく

るのもいいですね。雑誌の表紙に自分がモデルとして映っているように合成したり、憧れの場所で活躍している人の顔を、自分の顔にした画像をつくってもいいでしょう。ピンとくるものは、どんどん切って素材を集めていきます。

③ 自由に切ったものを、台紙の上に置きながらレイアウトしていきます。レイアウトが決まってからのり付けしていきましょう。中には切ったけど貼らなくてもいいと思うものも出てきます。取捨選択していく作業も、自分が求めているものを見つけるのに役立ちます。

④ 写真だけでなく、気になる言葉も切り抜いて貼ってみたり、ペンで書き入れたりしていきます。夢が叶った自分は、どんな歓声をあげているか、喜びのセリフも書き込みます。「ヤッター」「夢が叶いました！　ありがとう」などです。

⑤ 完成したものは、よく見えるところに貼っておきます。

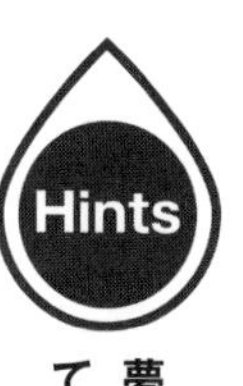

53

夢が叶ったところをコラージュにして貼っておくと、いつでもときめいてやる気が湧いてくる！

ごきげんでいるために未来時間イメージレベルをチェンジする！

あなたは自分の夢が叶う確率は、何パーセントぐらいだと考えていますか？

数字にしてみると、自分でどのぐらい夢が叶うと信じているのかがわかります。

叶う確率が低いと思っていると、苦しいですし、やる気も湧いてきません。

叶う確率が高いと思えるとき、希望が持てて楽しくなってくるのです。

ブリーフセラピストの森俊夫氏は未来を考えたときのレベルが三つあると言います。

レベル1は、「〜しなければいけないからやる」という義務のレベルで考えているレベルです。内面の欲求と反するため、やらなければいけないと思いつつも、気が重くなってしまうため、行動もはかどりません。その結果、実現する可能性が低くなります。

レベル2は、「〜したい。でも無理かも」というレベルです。内面の欲求とはあっているのですが、「無理かも」というあきらめの考えが邪魔をするため、やはり一歩踏み出せない、身が入らないなど、実現する可能性も低いのです。

レベル3は、「きっと叶うに違いない」と実現を確信しているレベルです。実現することを前提に行動に移すことができるので、ワクワクしながら夢の実現への行動や努力ができるため、実現する可能性も高まります。

私たちは、ときどきレベル1やレベル2になることもありますが、そんなときは何回でもレベル3に切り替えていけばいいのです。レベル3に切り替えるために効果的な方法は、夢が実現した未来をイメージすることが役立ちます。

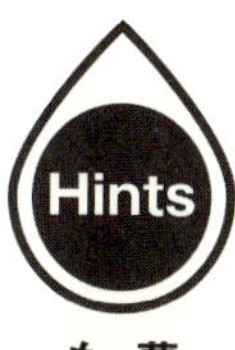

夢は実現できると信じることができるから、喜びと共に行動し、やる気も持続し、努力もできる！

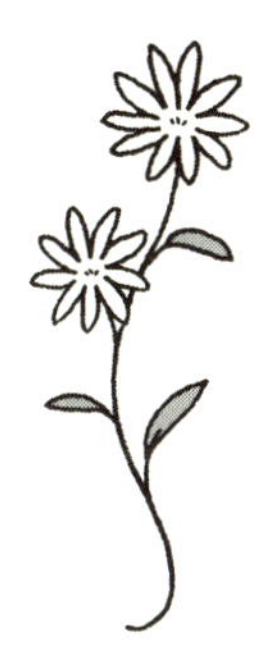

54

気持ちを切り替えるスイッチを手に入れる

気持ちを切り替えることができるとしたら、どんな場面でどのような気持ちに切り替えたいですか？

イライラしているときや落ち込んでいるとき、焦っているときや不安なときも、気持ちを自在に切り替えられるスイッチがあるとしたら、どうでしょうか？

例えば、落ち着いた冷静な状態、穏やかな気持ち、満たされた気持ち、優しい気持ち、ルンルンと軽やかな気分など、スイッチひとつでいつでも自在に切り替えられるようになります。

この気持ちの切り替えスイッチは次の方法でつくることができます。

① 切り替えたい状態を選びます。例えば、「優しい気持ち」「安心でくつろいだ気持ち」などです。

② 過去にそのような気持ちになった思い出を一つ選びます。
優しい気持ちになったときは、どんなときだったかと考えてみるのです。

③　その過去の記憶にぴったりの色を見つけます。
例えばやさしいピンク色などです。

④　その色をしたフラフープぐらいの輪が自分の目の前にあるところを想像してみてください。

⑤　その過去の記憶を思い出して、そのときの優しい気持ちになれたと思ったら、薄いピンク色の輪の中に入ります。
優しい気持ちを感じながら、同時に薄いピンク色の輪をイメージするのです。

⑥　輪の外に出て深呼吸して気持ちをリセットします。

⑦　④から⑥までをあと4回繰り返します。

⑧　次は薄いピンク色の輪があるところだけを想像して輪の中に入ってみます。そして、自分の状態がどのように感じているのかを確認します。
切り替える回路がうまくできていれば、薄いピンク色の輪に入っているところをイメージするだけで、優しい気持ちに切り替えられるようになっています。もし、まだ変化を感じられない場合は、もう数回繰り返して強化します。

⑨　この輪を使って、気持ちを切り替えてみたくなるような場面を想像してみます。その場面でこの輪を使って切り替えている自分を想像しましょう。

55

これで優しい気持ちに切り替わるスイッチの完成です。

ポケットに入れて持ち歩き、必要なときにはいつでもとり出してその色の輪の中に入ることをイメージすれば、簡単に気持ちを切り替えることができます。一度つくっておけばいつでも使えます。

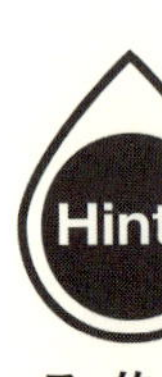

自在に感情や状態を切り替えるスイッチは、反応する回路を新しく意図的につくるもの。このスイッチを使えばいつでもごきげんに切り替えることができる！

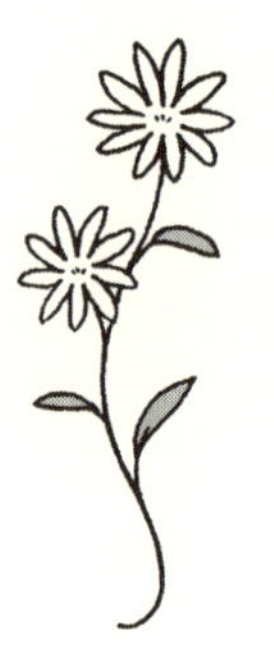

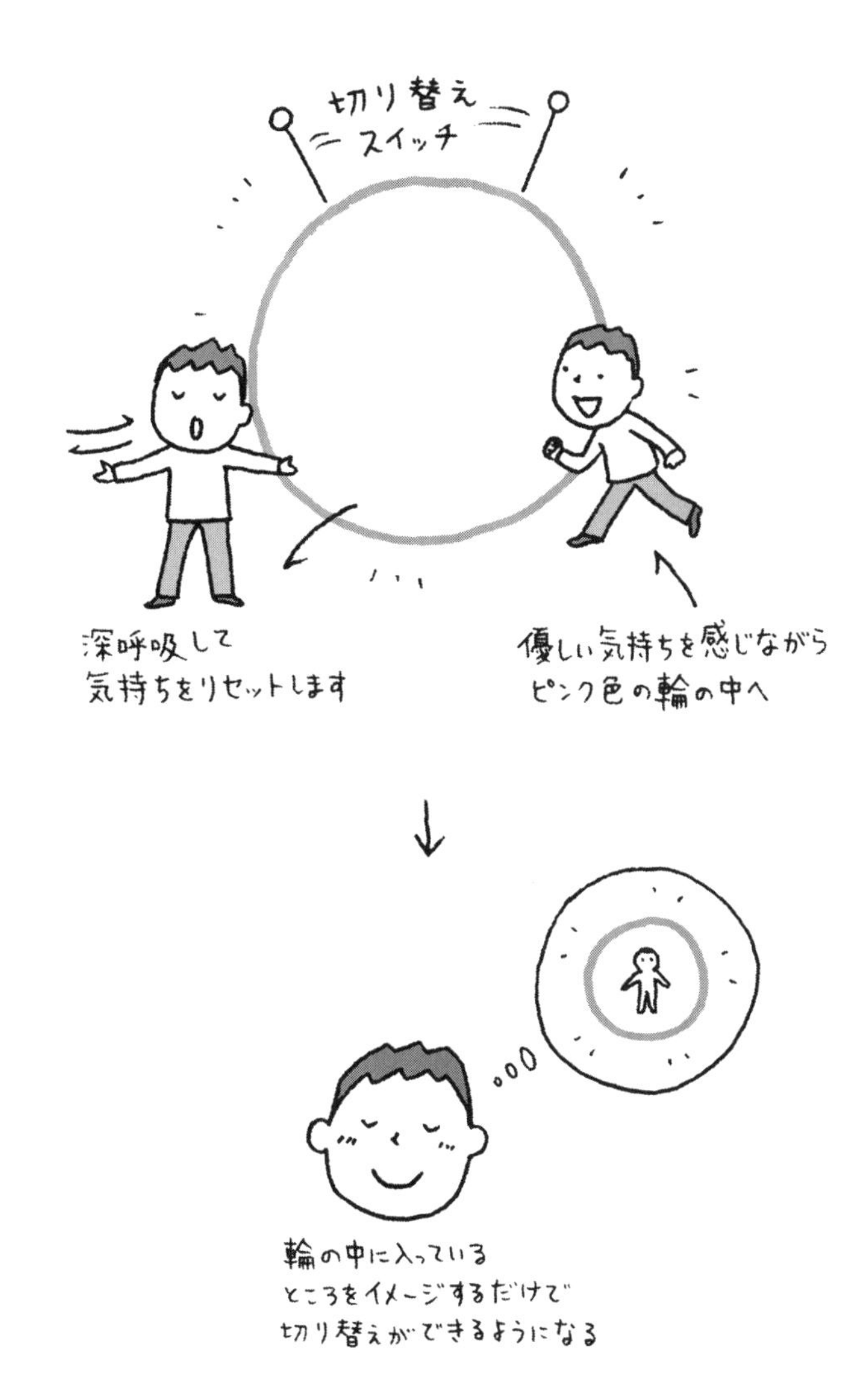
切り替え
スイッチ
深呼吸して
気持ちをリセットします
優しい気持ちを感じながら
ピンク色の輪の中へ
輪の中に入っている
ところをイメージするだけで
切り替えができるようになる

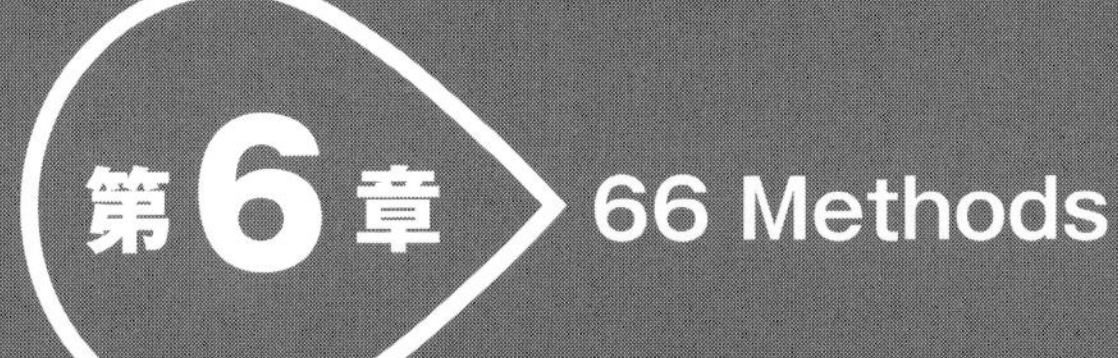

ごきげんでいられる習慣を持つ

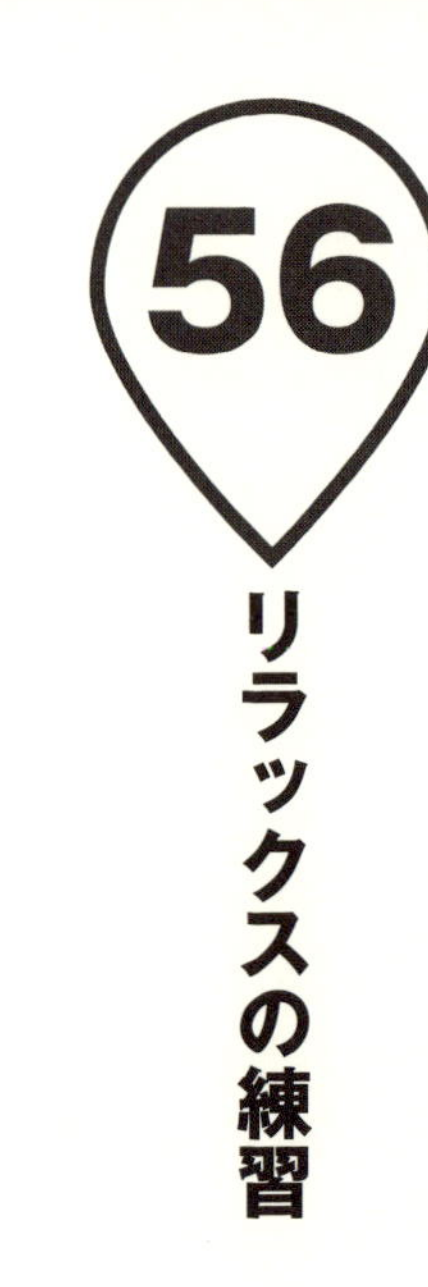

56 リラックスの練習

あなたはリラックスするのが上手な方ですか？

私たちは頑張ることや力を入れることは教えてもらう機会がありますが、力を抜いたりリラックスする方法を教えてもらう機会はあまりありません。

その結果、リラックスすることが苦手な人が増えてきました。過緊張や力み（りき）がちに毎日を過ごしているので、自律神経が乱れ、夜になっても気持ちよく眠れない人が増えています。

海外では子どもの頃からリラックスする感覚を学ぶ機会があります。日本人ももっと多くの人たちがリラックスする感覚を学び、実践する必要があると思います。

海外の子どもたちが実践している手法を紹介しますので、試しながらリラックスの感覚を身体で学んでいきましょう。

まず、パスタを思い描いてみてください。

乾燥パスタは茹でる前は固いですが、茹でたらやわらかくなりますね。自分が茹でたパスタになったつもりで、やわらかくなってみてください。

やわらかくなると、身体の感覚はどのように変わりますか？　固いパスタと茹でたやわらかいパスタを交互にイメージしながら、どちらのパスタにもなったつもりで、緊張とリラックスの感覚を繰り返してみましょう。

大人の場合、過度に緊張させてから一気に脱力してリラックスさせていく方法があります。頭部、腕、上半身、下半身、足という順番で身体の各部位ごとに10秒間うんと力を入れて緊張させてから一気に脱力して、そのあとで全身に力を入れるのがコツです。

この方法も海外の子どもたちが使うパスタの方法もどちらも同じ効果がありますから、気に入った方で練習してみてくださいね。

リラックスする感覚を習得して、心地よい眠りを手に入れていきましょう。

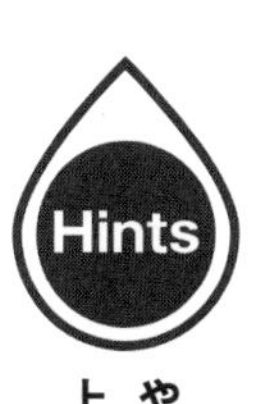

やわらかくなったパスタのイメージを思い浮かべながら、上手に体の力を抜く感覚を覚えていこう！

56

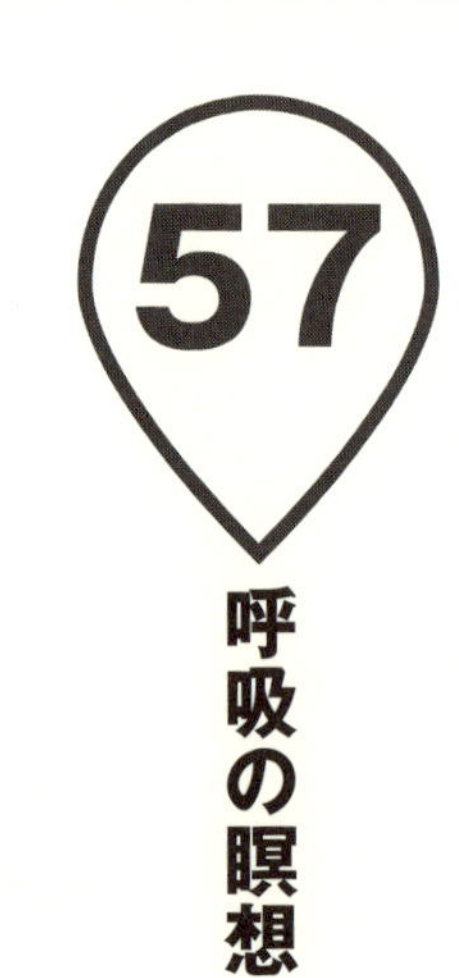

呼吸の瞑想

呼吸は意識と無意識をつなげる架橋（かけはし）と言われています。人は無意識でも呼吸はできますし、逆に意識すると呼吸は変化させることもできるからです。

呼吸は心の状態とも密接につながっています。ストレスを感じ、緊張すると呼吸は浅く速くなります。安心して、リラックスすると呼吸は深くゆっくりになります。

ということは、意識して呼吸を深くゆっくりにしていくことで、安心した感覚、くつろいだ感覚、リラックス状態へと切り替えていくこともできるのです。

ストレスを感じているときや、怒りを感じているときには、まず深く呼吸するといいというのは、そのような理由からです。

その呼吸とあわせて次のイメージを取り入れると、さらに心への効果を高めることができるので、呼吸の瞑想をご紹介します。

吐く息とともに、自分の中にあるネガティブなものを、すべて出しきるイメージで、息をゆっくりと細く吐いていきます。

息を出しきったら、今度は、希望や愛や応援パワーなどすべての素晴らしいものを吸い込むイメージで、息を吸い込んでいきます。光の色を吸い込むようなイメージで、大きな呼吸と共に、３回繰り返していきましょう。

自分の身体が光で満たされて、輝きだすところをイメージしてください。

私たちは、嫌なことが起こりネガティブな感情に陥ることがありますが、ネガティブなエネルギーを感じたときには、いつでもこの呼吸の瞑想をすることで、自分を浄化し、よいエネルギーで満たしながら、エネルギーをチューニングすることができます。

まるで濁った水が、どんどん薄まっていき、最後にはきれいな色に輝きだすイメージです。自分の中にある色を、きれいな色にすることで、いつでも気分も変えていくことができるのです。

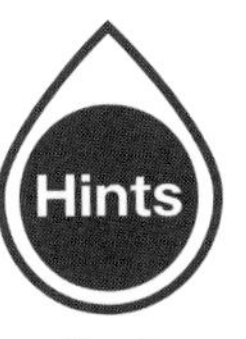

心地よい状態をつくるにはゆっくり深く大きく呼吸すること。さらに浄化されるイメージで呼吸をすると効果的！

57

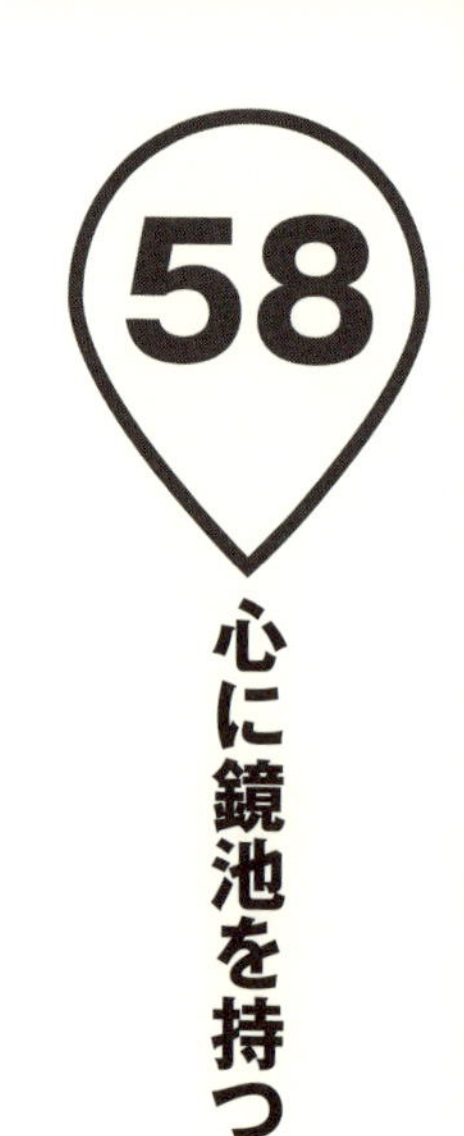

心に鏡池を持つ

鏡のように水面が静かな湖をイメージしてみてください。すると心の中は、どのような状態になるでしょうか?

心の中に鏡池を持つことを教えてくださったのは、リッツ・カールトンホテルの元日本支社長だった高野登さんです。

鏡のような湖面の湖を頭に思い描くだけで、心の静寂を取り戻し、一瞬にして冷静な状態に切り替えることができます。

また高野さんは感情的になっている人のことを、「心の中に行進曲が鳴っている人だと認識するといい」と教えてくださいました。そのように認識すると、感情的な人に対応しているときでも、自分自身がその感情に振り回されることなく冷静でいることができるようになると高野さんは言います。

日常生活の中では私たちの心にも、ときどき行進曲が鳴り響くときもあります。心に嵐が吹き荒れるときもあります。そんなときにも、この鏡池と行進曲の二つのイメージを持っていると、心の穏やかさを取り戻すためにとても役に立ちます。「今、自分の中に行進曲が鳴っているんだ」と思うだけでも冷静さを取り戻せますし、鳴り響いている音楽を行進曲からスローテンポな曲に変えていくこともできるようになるからです。

鏡池とは、高野さんが子どもの頃に育った戸隠に実際にある池です。高野さんは子どもの頃、お父様と一緒にこの鏡池を眺めたとき、「この鏡池のようにありたいものだ」と言っていたお父様の言葉を振り返り、大切なことを教えてもらっていたことに気づいたのだそうです。

そのお話を伺ってから、私自身もその鏡池の写真を見て、そして何度も鏡池をイメージしています。そうすると、一瞬にして心の中に静寂が訪れることがわかるのです。

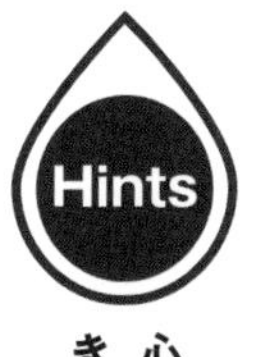

心の中に鏡池をイメージするだけで、心の中に静寂を取り戻すことができる！

58

落ち着かないときは「センタリング」

心が動揺しているときや落ち着かないときは、ごきげんでいようとしても難しいものです。そんなときは、まず心を整えるために「センタリング」をしてみましょう。

臍下丹田（せいかたんでん）というおへその下の部分に意識を向けるだけの簡単な方法ですが、一瞬にして落ち着いた状態を取り戻すことができます。

座っていても立っていてもできます。まず背筋をまっすぐに伸ばします。おへそから指4本分下の辺りで、身体の厚みのちょうど真ん中あたりの一点を意識します。

立ち上がって誰かに肩を押してもらうと、センタリングができているかどうか確認できます。

何も意識しないまま立っていると、肩を押されるとよろめいてしまいます。ところが、臍下丹田を意識したまま肩を押されても、ぐらつくことはありません。この状態がうまくセンタリングできた状態です。

落ち着かないときや焦っているときや緊張しているときなどは、足が地に着かない状態であったり、舞い上がってしまったりしている状態です。

そんなときに、このセンタリングをするだけで、落ち着くことができて、一瞬で実力が発揮できるベストな状態へと切り替えることができます。結果を出しているスポーツ選手たちは、試合で緊張したときにこの方法を使ってベストな状態に切り替えています。

日常のあらゆる場面で心が動揺したときには、センタリングで心を整えてみてください。

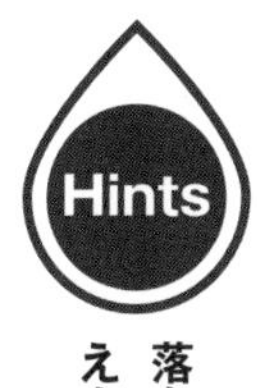

落ち着かないときや焦っているときは、お臍の下に意識を向けて心を整えよう！

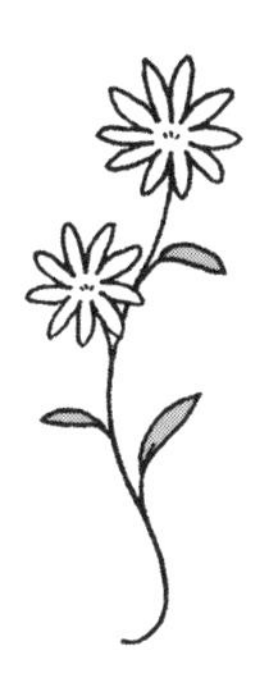

59

地球からエネルギーを充電する

あなたは、自分のパワーが不足していると感じたことはありませんか？

エネルギーが枯渇したとき、滋養強壮剤を飲むこともできますが、地球と繋がるイメージをすることで、エネルギーを充電することもできます。

仕事中でも、移動中でも簡単にできますから、ぜひ試してみてください。

座った姿勢でも、立った姿勢でもかまいません。

自分の身体の中心から、エネルギーが下に向かって降りていき、足の裏から地球に向かって根っこのように自分のエネルギーが伸びていくところをイメージします。

大地のエネルギーと繋がって、地球のエネルギーを取り込みながら、さらに下へ下へと自分のエネルギーを降ろしていきます。地球の中心の核のエネルギーと繋がっているところをイメージしてください。

そして、その核となる地球のエネルギーと繋がり、自分のエネルギーと地球の核のエネルギーが混ざり合って、自分のエネルギーが地球のパワーをチャージしているところをイメージします。

さらにパワフルになったそのエネルギーを、また自分の方向に向けて戻していきます。足の裏から自分の身体にエネルギーを戻し、へその下あたりにそのエネルギーを収めるイメージで保存していきます。

いつでも、自分のエネルギーと地球のエネルギーを自由に交流し行き来することができるとイメージしてください。

このことをイメージするだけで、自分の中にある不必要なエネルギーは地球に戻し、自分に必要なエネルギーと生命力を地球から取り込むことができます。

Hints 60

地球のパワーを充電するイメージで、自分のエネルギーのバランスを整えよう！

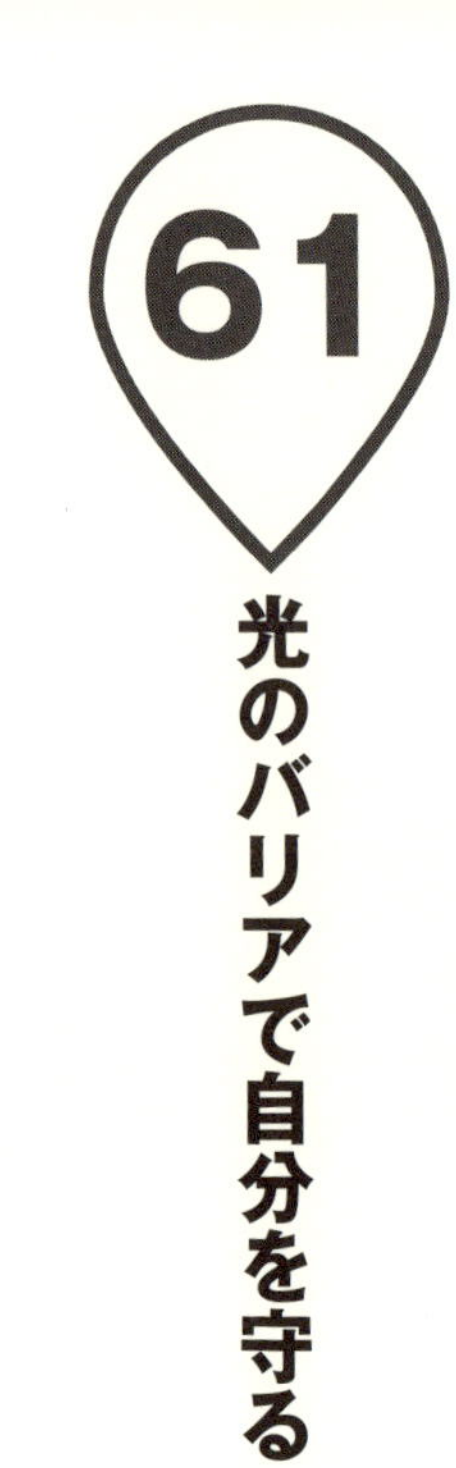

光のバリアで自分を守る

「この人といると落ち着かなくて嫌な気分になる」「この場所に来ると気分が悪くなる」ということはありませんか？

私たちは物質としての波動を持っています。相手の波動に、自分のエネルギーや波動が何かしらの影響を受けるときがあるのです。都会は満員電車や人ごみなどで、人の波動の影響を受けやすい場所でもあります。人が少ない田舎であっても、強い影響を与える人もいますので、そんなときには光のバリアをイメージして自分を守ることができます。

イメージしてみてください。無限の宇宙からのエネルギーが、今、光のシャワーとなってあなたに降り注いでいるところを。そして、頭のてっぺんから、その光が身体の中に入ってきて、徐々に体中のすべてを浄化していくところをイメージしてください。それは頭の先から足の指先まで、身体の部位ごとにすべて浄化していくイメージです。

身体がすべて浄化されたと思ったら、チャンパック氏の次の言葉と共に光をイメージします。

「私の前に光。私の後ろに光。私の上に光。私の下に光。私の右に光。私の左に光。私の中に光。光、光、光。私は光。」

あなた全身が光となり、その光が自分の身体の外側にまで大きく広がっているところをイメージします。

そしてその光は、光の球となって大きく広がっていき、輝きを放っています。その光がいつでも、光のバリアとなって攻撃してくるすべてのものから守り、負のエネルギーを跳ね返し、自分自身をいつでも完璧に守ってくれるのだと思ってみましょう。イメージするだけでも、光のバリアがあなたの心を守ってくれます。

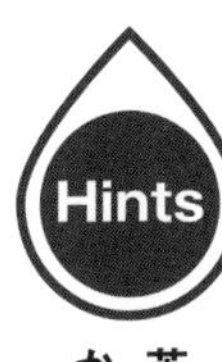

苦しいときは、光のバリアをイメージしよう。バリアは負のエネルギーからあなたを守ってくれる！

61

眠れないときはセドナメソッドの瞑想

眠りたいのに眠れないとき、どうしていますか?

頭の中にいろいろなことが思い浮かんで、眠れないまま時間がどんどん過ぎていくこともありますね。そんなときには、感じたことをそのままを受け入れて、手放していくセドナメソッドという瞑想法が役に立ちます。これは、レスター・レヴェンソン氏が開発した世界中で活用されている瞑想法です。

やり方は次の通りです。

まず布団の中でくつろいで、目を閉じて自分の内面に目を向けていきます。
① 頭の中でどのようなネガティブな考えや感情を抱いたとしても、そのまま受け入れてみます。
その感情を迎え入れ、認めていきます。「この感情を迎え入れ、感情がそこにあることを認めることはできますか?」と自分に問いかけながら、感じている感情を受け入れ、認めていきましょう。

② 「この感情を少しの間でもいいので手放すことはできますか？」と自分の心に問いかけます。その答えが、「はい」でも「いいえ」でもかまいません。

③ 「この感情を手放しますか？」と自分の心に問いかけます。答えが「はい」でも「いいえ」でも、頭に浮かんだ答えを素直に認めても大丈夫です。

④ 「いつ？」と自分の心に問いかけます。「今」と答えられなかったとしても大丈夫です。

⑤ この一連のプロセスで一つの考えや感情を手放すと、別の考えや感情が表れてくることがあります。次に表れてきた考えや感情に対して、同じようにこのプロセスを進めていきます。ここまでの五つのステップを繰り返すのです。

⑥ 自分の心が穏やかに安らかになっていくまでこのプロセスを続けていきます。

感じていることをありのままに認めて解放していくことができると、心の中にたまったモヤモヤがスッキリするだけでなく、心も体も楽になって健康を取り戻すことができます。

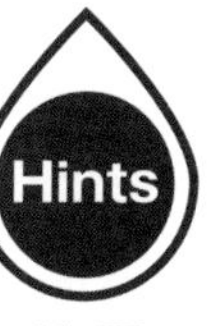

頭の中に浮かんでくる考えや感情を認めて、手放していくと、心も体もどんどん楽になっていく！

62

ごきげんでいるための感謝の瞑想

日頃はあまり意識しない自分の身体に対して感謝してみましょう。

手のひらをこすり合わせて温かくなったら、まず手を目のところにもっていき、自分の目に感謝をしていきます。いつも見たいものを充分に見せてくれてありがとう。大好きな人の顔やきれいな空や景色を見せてくれてありがとう。

次は自分の鼻に手を当てて感謝していきましょう。いろいろなにおいをかいでくれてありがとう。きれいな空気を吸いこんで呼吸をしてくれてありがとう。

次は口に感謝していきましょう。美味しい食べ物を味わって食べてくれてありがとう。伝えたいことを言葉にしてくれてありがとう。愛を伝えてくれてありがとう。

次は耳です。聞きたい音や音楽を聴いてくれてありがとう。大切な言葉を聞かせてくれてありがとう。

次は首です。重い頭を支え自由に顔の向きを変えてくれてありがとう。うなずいたり首を横に振って意志を伝えてくれてありがとう。

次は手です。触れたいものを触れさせてくれてありがとう。持ちたいものを自由に持ったり運ばせてくれてありがとう。書きたい文字や絵を描かせてくれてありがとう。愛する人を抱きしめさせてくれてありがとう。

次は足です。行きたいところに行くために自由に動いてくれてありがとう。

次はおしりです。こうやってゆったり座っていられるのはおしりのおかげです。ありがとう。

内臓にも感謝していきましょう。まずは胃。美味しいものを消化してくれてありがとう。

腸にも感謝していきましょう。体に必要な栄養を吸収してくれてありがとう。

次は肝臓です。自分の中にある毒を排出してくれてありがとう。体に必要なホルモンをつくってくれてありがとう。

腎臓にも感謝していきましょう、身体の中のいらないものをろ過してくれてありがとう。

次は肺、美味しい空気をたくさん吸い込んで、身体に必要な酸素を取り入れてくれてありがとう。

次は心臓、眠っているときも休まずに、身体に必要な酸素と栄養を血液にのせて届けてくれてありがとう。

体のすべては、あなたを守り、あなたがあなたでいられるために気づかないところで働いてくれています。

身体だけではありません。あなたの気持ちも、感情も、考えもあなたを守り続けてくれています。あなたの喜び、悲しみ、不安、焦り、怒り、あなたの痛みさえもあなたに大切なメッセージを届けてくれています。あなたの中にあるさまざまな感情にもありがとうと伝えましょう。あなたを支え、大切な何かを伝えようとしてくれる目に見えない存在すべてにありがとうと伝えてください。

そして、じっくりと耳を傾けて、伝えようとしてくれているメッセージを身体の中に聴いてみましょう。

あなたは、守られています。あなたの身体もあなたの心もすべてがあなたを大切に守ってくれています。

それではゆっくりと呼吸をしながら自分のペースで「今、ここ」に帰ってきてください。

目に見えなくても、あなたの体も心もすべてがあなたを守ってくれています！

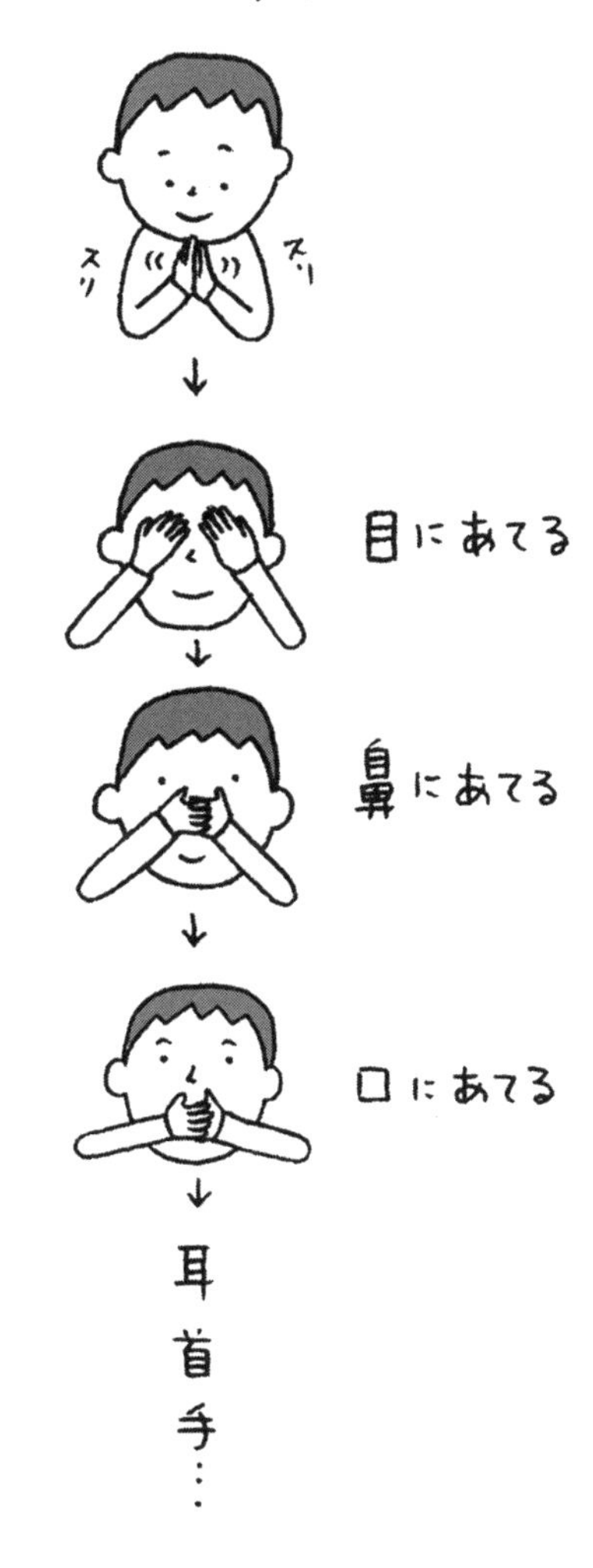
手のひらをこすり合わせて…
スリ
スリ
目にあてる
鼻にあてる
口にあてる
耳
首
手
…

体の具合が悪いときは症状の声を聴く

体の具合が悪くなったときはどうしていますか？　薬を飲んだり、病院に行って診てもらうことも大切ですが、もう一方で症状という身体の声を聴くことも大切なのです。

私たちの身体は、いろいろなメッセージを送ってくれています。疲れた、痛い、違和感などは、身体からのメッセージでもあるのです。

そんな身体からの声を無視してしまうと、身体はメッセージを伝えようとして、症状が慢性化したり、他の症状に変化したりしながらメッセージを伝えようとする、とアーノルド・ミンデル博士は言います。

私は、この考え方に出会う前は、さまざまな身体症状と病に苦しんできましたが、この心理学と出会い、身体からのメッセージを受け取ることができるようになってからは、身体症状がみるみる改善していきました。その方法をお伝えしましょう。

①　3歳の子どもにも伝わるように症状を言い表してみましょう。頭痛という単語を使う代わりに、何か固いハンマーで頭を叩かれているような感じとか、鉄のハチマキ

が頭を締め付けているみたいという表現をします。

② 次にその症状のつくり手になって、身体でその症状をつくる動きをしてみます。例えば、ハンマーになって叩いているとか、鉄のハチマキになって締め付けてみるのです。その動きをしながら、症状のつくり手が何を伝えようとしているのかに気づくというプロセスを体験します。そうしながら、症状のつくり手に、「何を伝えたいの？」と問いかけて、動きながら耳を澄ましてメッセージを聴きとるのです。

③ 症状のつくり手は、大切なメッセージを伝えようとして症状をつくっているので、メッセージを受け取ると、症状として発信する必要がなくなり消えていくというのが、ミンデル博士の考え方なのです。

不思議な体験のように思えますが、約100名の参加者とこのプロセスを体験しながら自分の身体症状の声に耳を傾けてみたところ、参加者の多くの症状が改善していました。

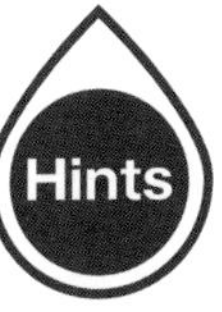

身体症状は、自分に大切なメッセージを届けようとしている。
そのメッセージを受け取ることが大切！

64

65 ごきげんになって一日を充実させる9マス日記

毎朝の習慣として、質問に答えながら書き込むだけで、一日中気分よく過ごせる9マスの「朝日記」を行動習慣研究所所長の佐藤伝さんが考案されています。私自身も実践してみたら、気分のいい時間が増えました。

質問されると、質問に答えようとして自然に意識の焦点が切り替わります。忘れてしまっている大切なことを思い出したり、意識が幸せなほうに向く質問を自分自身にすることで、心の元気を維持していくことができるのです。

9マスのマトリックスを書いたフォーマットを用意して、それぞれの質問への答えをマスの中に簡単に書き込みます。毎朝3分くらいの時間で①～④を書き、⑤～⑧は思いついたときに書きます。

① 今日したいことは?

② 今日、人間関係のために何をする?

③ 今日、家族のために何をする?

今日したいことは？	今日、人間関係のために何をする？	今日、家族のために何をする？
今日、健康のためにしたいことは？	年　月　日（　）	今日のよかったことは？
	・天気： ・イベント：	
今日の気づきや学びは？	今日の偶然や幸運は？	明日への課題は？

出典：『夢をかなえる９マス日記』（佐藤伝著　ソフトバンククリエイティブ刊）

④ 今日、健康のためにしたいことは？
⑤ 今日のよかったことは？
⑥ 今日の気づきや学びは？
⑦ 今日の偶然や幸運は？
⑧ 明日への課題は？

日記のように毎朝続けることで習慣になっていきます。質問に答えることで、朝のうちに自分にとって大切なことに気づくことができたり、気分いい状態をつくっていけると、充実感と幸せ感と共に生きていくことができるようになります。

朝日記の習慣が人生を拓く！

思い込みを手放す練習

私たちは多くのことを思い込みによって苦しめられていると、クリスティーナ・ホール博士に教えていただきました。

「思い込み」とは、常識にとらわれたり、固定概念に縛られ、私たちが意味をつけながら深く信じ込んでしまっていることです。この意味づけは国や地域、また時代によって変わるため、絶対に正しいわけではないのです。

しかし私たちは思い込みにとらわれ、自ら苦しい状況をつくっていることがあります。この苦しみから解放されるために、思い込みを手放す練習をしていく必要があります。

その練習方法ですが、まず「自分が何について思い込んでいるのか」を探すことから始めます。例えば、「勉強はしたほうがいい」と思い込んでいるから、勉強しない人はダメだと思ってしまいます。「テストではいい点数をとった方がいい」と思い込んでいるから、高得点をとれないと落ち込みます。

次に、「本当にそうなのか」と自分自身に問います。「テストの点数が悪いことはいけないことなのか」「勉強しない人はダメな人間なのか」と問うのです。そして例外を探してみます。いい点数をとれなかったけれど、偉大になった人はいないでしょうか。発明王エジソンは子どものころどうだったでしょうか。また勉強することよりも、世界を冒険することのほうが大事かもしれません。こんなふうに例外を見つけながら、自分の思い込みをニュートラルにしていくトレーニングをしていくのです。

思い込みから解放されると、偏見や凝り固まった考えがなくなるため、すっきりとごきげんな気持ちになっていきます。また偏見にとらわれないため、人間関係もよくなり、洞察力も高まってくるでしょう。

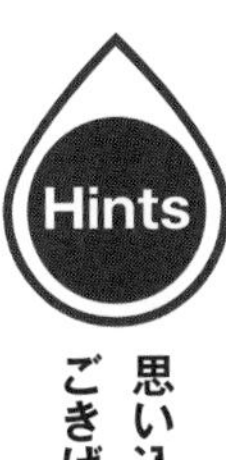

思い込みから自由になるトレーニングをしていくと、不快な時間が減り、ごきげんな時間が増えていく！

66

おわりに

本書を手に取っていただきましてありがとうございました。

お気に入りの方法は、見つかりましたでしょうか?

世界にはもっともっとたくさんのごきげんになる方法があります。この本でその一部を紹介させていただいたことを嬉しく思います。


遠回りしたからこそ、見える景色があります。

今まで、挫折したり、人間関係でうまくいかないことがたくさんあったからこそ、その危機を乗り越えたり、よい関係性を築けたときに、喜びをより一層感じることができるのです。

私は、自分自身が落ち込んでいる時間が長かったからこそ、落ち込んだ状態から立て直す方法に出合ったときに感動することができました。

そして、落ち込んでもすぐに立ち直れることができるようになることの素晴らしさを実感することができました。

あなたにそれを体験してもらえることができたなら、こんなに嬉しいことはありません。

人生の谷に天命があると教えてくれた人がいます。

自分自身の感情とうまくつき合うことができなくて、苦しい期間が長かったことが私にとっての人生の谷だったとするならば、今、自分の感情に苦しさを感じている人たちにも、自分にとって役立った方法を手渡すことが、私の天命なのかもしれません。

苦しみの中にいる人たちに、希望の光が届くことを願っています。

いつか笑顔で、あのときの体験さえも、いい思い出になったなと思える日が来ますように。

末筆となりましたが、暗闇の中に光を届けてくださいました岡野嘉宏先生に心から感謝します。

苦しいときを支えてくれた学びの仲間たちと家族に心から感謝しています。

毎日幸せと思わせてくれる息子たちに感謝しています。

この本を世の中に出すきっかけを与えてくださった編集企画CATの中村実さん、編集をしてくださった水王舎の瀬戸起彦さんはじめ、水王舎の皆さん、ありがとうございます。

そして、この本を通して出逢ってくださったあなたに心から感謝しています。

2018年4月12日

加藤史子

《参考文献》

アサラ・ラブジョイ『アサラ・ラブジョイの、世界一シンプルな驚異の実現法「ワン・コマンド」』チャンパック訳　ヴォイス
岡野嘉宏・多田徹佑『新しい自己への出発』社会産業教育研究所
加藤史子『ストレスをすっきり消し去る71の技術』東洋経済新報社
加藤史子『ストレス体質を卒業し「生きづらさ」を手放す法』同文館
加藤史子『メンタルトレーニングでいじめをなくす』図書文化社
加藤史子『メンタルトレーニングで受験に克つ』図書文化社
加藤史子『メンタルトレーニングで部活が変わる』上杉賢士監修　図書文化社
クリスティーナ・ホール『言葉を変えると、人生が変わる―NLPの言葉の使い方』大空夢湧子訳　ヴォイス
佐藤伝『ひとりビジネスの教科書』学研マーケティング
鈴木信市『日本一やさしいNLPの学校』ナツメ社
高野登『リッツ・カールトンで実践した働き方が変わる「心の筋トレ」』新潮社
坪田一男『ごきげんな人は10年長生きできる』文藝春秋
内藤誼人『リーダーのための「貞観政要」超入門』水王舎
ヘイル・ドゥオスキン『新版　人生を変える一番シンプルな方法―セドナメソッド』安藤里監修、乾真由美訳　主婦の友社

加藤史子（かとう　ふみこ）
メンタルトレーナー。茨城県出身。筑波大学卒。千葉大学大学院修了。
会社員時代に心理学と出合い、自分の心がなぜすぐに苦しくなるのかという謎が解ける。その後、世界中の心理学のメソッドを自分自身に試しながら効果を検証する。日常生活の中で簡単にできる手法を集め、同じように悩む人たちに伝えたいという思いで講演、講座、ワークショップ、執筆活動を行う。
著書に『ストレスをすっきり消し去る71の技術』（東洋経済新報社）、『ストレス体質を卒業し「生きづらさ」を手放す法』（同文館）、『メンタルトレーニングで受験に克つ』『メンタルトレーニングで部活が変わる』（図書文化社）など多数。
日本薬科大学講師、松本短期大学講師、米国NLP協会認定NLPトレーナー、TAトレーナー、行動習慣ナビゲーター、企業研修講師を務める長野県安曇野市在住二児の母。
http://www.kokoro-genki.net/
http://kodomo-c.jp/

こころが晴れて元気になる「ごきげんメソッド」66
2018年5月10日　第一刷発行
著　者　加藤史子
発行人　出口　汪
発行所　株式会社　水王舎
東京都新宿区西新宿6-15-1
ラ・トゥール新宿511　〒160-0023
電話　03-5909-8920
印　刷　シナノ印刷
カバー印刷　歩プロセス
製　本　ナショナル製本
装　丁　冨澤　崇
編集協力　中村　実（編集企画CAT）
編集統括　瀬戸起彦（水王舎）

ISBN 978-4-86470-103-7